PTマニュアル
小児の理学療法

河村光俊 著

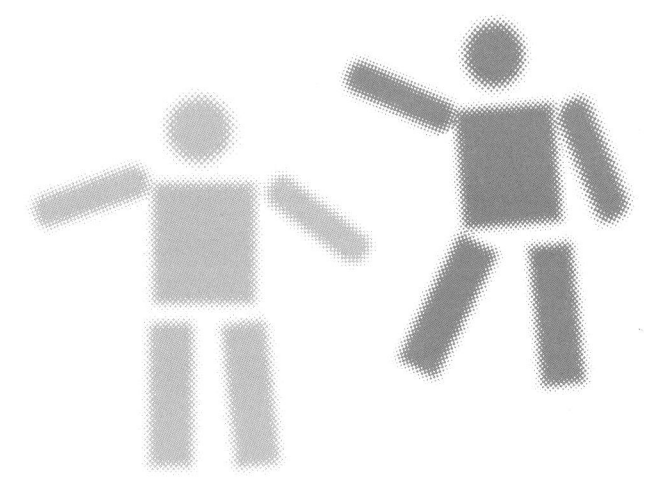

〔監 修〕
奈良　勲　金城大学特任教授, 広島大学名誉教授

〔執筆者〕
河村光俊　広島国際大学総合リハビリテーション学部教授

This book was originally published in Japanese under the title of:

PT Manyuaru—Shōni No Rigakuryōhō
(PT Manual—Physical Therapy for Children with Neuromotor and Developmental Disabilities)

Kawamura, Mitsutoshi
　Professor, Faculty of Rehabilitation,
　Hiroshima International University

ⓒ 2002 1st ed.

ISHIYAKU PUBLISHERS, INC.
　7-10, Honkomagome 1 chome, Bunkyo-ku,
　Tokyo 113-8612, Japan

監修者のことば

　これまで医歯薬出版株式会社よりシリーズとして発行されたPTマニュアルは,「地域理学療法」(伊藤日出男,香川幸次郎 著),「脊髄損傷の理学療法」(武田　功 著),「慢性関節リウマチの理学療法」(椎野泰明 著),「循環器疾患の理学療法」(奈須田鎮雄,武村啓住,大久保圭子 著),「脳血管障害の理学療法」(奈良　勲 著)である.

　このたび,そのシリーズの一つとして「小児の理学療法」と題したマニュアルを河村光俊氏に執筆いただき,ここに発行の運びとなったことを監修者として嬉しく感じている.

　河村光俊氏は,理学療法士になられて30年のキャリアがある.その間,一貫して発達障害児の理学療法について多岐にわたり研鑽を重ね,この分野において優れた業績をあげておられる理学療法士の一人である.特に,最近では未熟児に関する臨床・研究に精力を注いでおられる.

　そのような背景を基盤にして,本書は,第1章:歴史的にみた脳性麻痺,第2章:発達障害児の治療のための評価,第3章:姿勢と運動の発達,第4章:新生児集中治療室における理学療法,第5章:脳性麻痺,第6章:運動療法より構成されている.

　理学療法を含む医学・医療の進歩により,脳性麻痺児の生存率をはじめ,成人になる率が増えているのは喜ばしいことである.この事実は,理学療法士が脳性麻痺児に対して出生時から介入するときに,児のライフスパンを念頭において将来的展望に立った理学療法を提供する必要性があることを示唆するものである.

　さらに,少子社会を迎えているわが国において,出生時に未熟児であったとしても,その成長過程で,限りなく正常な運動発達に至るべく最善の理学療法介入を行うこともますます重要な課題となっている.

　そのようなことから,本書が脳性麻痺児に関与されている理学療法士はもとより,他の関連職種のよきマニュアルとなることを祈念している.

2002年5月

奈　良　　勲

序　文

　近年，周産期医療の進歩により核黄疸による重度アテトーゼ型脳性麻痺は激減し，痙直型片麻痺も同様に減少している．Intact survival を目標とする周産期医療ではあるが，救命率の増加に伴い重度な脳障害を残して生存するケースが増えている．現在の周産期医療における三大疾患には慢性肺機能障害，未熟児網膜症，脳室周囲白質軟化症があげられている．われわれ理学療法士が深くかかわる疾患は脳室周囲白質軟化症（PVL）である．この PVL に起因する痙直型四肢麻痺，痙直型両麻痺は減少する傾向はみられていない．また，PVL の発生原因は出生前と出生後の多重要因により引き起こされ，有効な治療はいまだ確立されていない．

　少子化現象で子どもの出生率は減少している反面，低出生体重児の出生率はわずかながらも増加傾向にある．そのため，低出生体重に由来する発達障害児は今後も理学療法士の治療対象として存在し続けると考えられる．早期に乳児の発達障害の兆候を発見し，適切な介入を行うことが現在求められている．看護領域では乳児に優しい NICU 環境，看護操作，ポジショニングなどの研究が進められており，10年前と比べ格段に改善している．

　わが国において理学療法士が NICU にかかわり始めてから約20年が経過している．新生児期の理学療法士の関与は神経行動学的評価を主として，運動療法，ポジショニング，哺乳などの介入が行われてきた．神経行動学的評価として Dubowitz, Brazelton, Als などによる評価・介入がおもなものであったが，近年 Prechtl による General movement（GM）のゲシュタルト認知による観察手法で新生児の発達障害の兆候を早期発見する研究が多く行われている．この流れの影響を受けているためと思われるが，Dubowitz の神経学的評価の改訂版には自発運動の項目が増え，GM による評価が加わっている．明らかな脳障害は画像診断によって発見されるようになったが，画像診断によっても見つけることができない微細な脳機能障害について，今後 GM をはじめ神経学的評価手法で微細な脳機能障害をどれだけ早期に発見することができるか研究を押し進めていく必要がある．

　発達障害児の運動療法は Bobath, Vojita 法の導入からおおよそ30年以上が経過した．Bobath 法は神経発達学的治療として浸透し，広く応用されて臨床の場で展開されてきている．また，Vojita 法についても現在に至るまで広く臨床応用されてきている．時代の流れのなかでいろいろな治療手技が隆盛し衰退してきたが，本来変わることのない本質的なものが存在し，それは時代の流れに影響を受けず色あせることなく受け継がれていくものである．

　脳障害をもつ発達障害児の理学療法に長年従事し，大学教育のなかで小児理学療法を担当してきたなかで，学生に受け継いでいく内容に比重の異なることを経験してきた．そのなかの1つに，発達の過程で獲得する基本的で必須の機能，とくに移動能力を獲得するための機能は理学療法において重要なものといえる．これらの基本的機能が獲得されていく過程において，姿勢反応の成熟は非常に重要な位置を占めていると考えている．筆者は重力に逆らって姿勢をコントロールするための最低獲得必要条件として立ち直り反応を位置づけている．とくに減捻性もしくは反回旋性と呼ばれる立ち直り反応群は頭部・胸郭部・骨盤部の三分節の位置を常に正しい位置関係に保

つ基本となる．臥位レベルの発達でこの位置関係を正常に保つ機能が獲得されなければ，そのあとに続く抗重力姿勢へと続く体幹の垂直化に問題を残してくる．

　筆者はこの減捻性の立ち直り反応時間の短縮と相関して運動機能の発達が進歩することを確認している．このことは脳性麻痺に限らずすべての発達障害児に共通していえることでもある．また，抗重力方向への減捻性立ち直り反応時間の短縮が立位・歩行獲得と強く相関していることも確認している．これらの立ち直り反応の誘発は子どもの自発運動として表出されるため，他動的要素は非常に少なくなる．

　重症心身障害児と呼ばれる子どもたちに，姿勢の管理のために多様な器具の開発が行われているが，重症心身障害児が自らの力で運動を行う機会をいかに増やすかといった視点を強調した研究は少ない．筆者らは寝たきりの重症心身障害児の減捻性立ち直りを中心に運動療法を実施しデータを集積しているが，反応時間が最初数分もかかっていたケースが繰り返しにより1分を切るようにまでなると，年齢にかかわらず自発運動が増加することを認めている．このことは，日頃の運動量が絶対的不足の状況にある重症心身障害児の自発運動量の増加は健康な体力を獲得していくことにもつながる．また，運動療法に協力を期待できない乳幼児や重症児に自発的な運動の増加を目標とし，より障害部位の自発運動の増加を通して痙性の減弱が期待できる．

　本書は，金沢大学医療技術短期大学部時代から広島大学医学部保健学科の小児理学療法関連の科目を担当してきたこれまでの講義資料をまとめたものである．出版にあたって長期間励ましを頂いた医歯薬出版の関係者の方々に深く感謝致します．

2002年5月

河 村 光 俊

目　次

監修者のことば……………………………………………………… iii
序　文……………………………………………………………… v

第1章　歴史的にみた脳性麻痺 …………………………………… 1

第2章　発達障害児の治療のための評価 ………………………… 5

1．事前に行うべきこと ……………………………………………… 5
　1）両親への説明　5　　2）評価環境　5　　3）両親（母親）の観察　5
2．評価の基本 ………………………………………………………… 6
　1）基本的評価の流れ　7　　2）観察のポイント　8　　3）仮説を立てる　8
　4）正常運動発達要素の欠落　9
3．姿勢反応の評価（立ち直り反応群） ………………………………… 9
　1）体に働く頸の立ち直り反応　9　　2）頭に働く体の立ち直り反応　10　　3）体に働く体の立ち直り反応　11　　4）視性立ち直り反応　12　　5）迷路性立ち直り反応　13　　6）平衡反応　14
4．姿勢緊張の評価 …………………………………………………… 14
　1）小児神経学で使われている筋緊張の検査　15　　2）正常姿勢緊張　17　　3）プレーシング・ホールディング　17
5．連合反応の評価 …………………………………………………… 17
6．発達のギャップ …………………………………………………… 18
7．乳児期に問題となる姿勢と運動パターン ……………………… 20
8．知的発達の評価 …………………………………………………… 20

第3章　姿勢と運動の発達 ………………………………………… 23

1．腹臥位姿勢と運動の発達 ………………………………………… 23
　1）新生児の腹臥位姿勢と運動　23　　2）1カ月児の腹臥位姿勢と運動　24
　3）2カ月児の腹臥位姿勢と運動　24　　4）3カ月児の腹臥位姿勢と運動　25
　5）4〜5カ月児の腹臥位姿勢と運動　26　　6）6カ月児の腹臥位姿勢と運動　27
　7）7カ月児の腹臥位姿勢と運動　27　　8）9〜10カ月児の腹臥位姿勢と運動　28
　9）12〜13カ月児の腹臥位姿勢と運動　28
2．背臥位姿勢と運動の発達 ………………………………………… 29
　1）新生児の姿勢と運動　29　　2）1カ月児の背臥位姿勢と運動　30　　3）3カ月

児の背臥位姿勢と運動　30　　4）4～6カ月児の背臥位姿勢と運動　31　　5）8カ月児の背臥位姿勢と運動　32

3．座位の発達 ··32
　1）第1段階～第2段階（新生児期から生後5カ月）　33　　2）第2段階　34
　3）第3段階　35

4．立位と歩行の発達 ··35
　1）新生児期　35　　2）失立・失歩行期　36　　3）下肢への加重の始まり　36
　4）jumping stage　37　　5）bilateral weight bearing　38　　6）sequences to standing　38　　7）1歳6カ月以降の立位・歩行の発達　43

5．手指機能の発達 ···47
　1）hand orientation　48　　2）hand orientationとgrope　48　　3）hand orientation, grope, grasp　48　　4）reach pattern　49　　5）物の持ちかえ　49
　6）pincer grasp　49　　7）releaseの発達　50

6．移動の発達 ···51
　1）移動における皮膚の役割　51　　2）初期の移動と視覚とリーチ　52　　3）移動にみられる退行現象　52　　4）移動と三点支持面　53

7．乳幼児のプレスピーチの発達 ··54

第4章　新生児集中治療室における理学療法 ···································59

1．新生児の分類 ··59
　1）出生体重による分類　59　　2）在胎週数による分類　60　　3）胎児発育曲線による分類　60　　4）臨床所見による分類　60

2．未熟児にみられる主要な疾患 ··60
　1）子宮内発育不全児　60　　2）新生児仮死　61　　3）未熟児無呼吸発作　61
　4）呼吸窮迫症候群　62　　5）未熟児の慢性肺障害　62　　6）核黄疸　63　　7）動脈管開存症　64　　8）新生児低血糖症　64　　9）新生児頭蓋内出血　65　　10）囊胞形成性脳室周囲性白質軟化　65　　11）未熟児網膜症　67

3．未熟児の姿勢と運動の評価 ···67
　1）モロー反射　68　　2）把握反射　70　　3）非対称性緊張性頸反射　72　　4）足趾把握反射　72　　5）交叉性伸展反射　73　　6）恥骨上反射　73　　7）ガラント反射　74

4．新生児神経行動学的評価 ···74
　1）慣れ現象　75　　2）運動と緊張　76　　3）反　射　81　　4）神経行動学的指標　82　　5）立ち直り反応　85

5．未熟児の運動療法 ··87

第5章　脳性麻痺 ……………………………………………………………………… 91

1. 痙直型四肢麻痺 …………………………………………………………………… 91
   1) 痙性の分布　91　　2) 関節への体重負荷，自発運動の意義　93
2. 痙直型両麻痺 ……………………………………………………………………… 93
   1) 臨床像　93　　2) 痙直型両麻痺の病因　94　　3) 両麻痺の痙性分布　95
   4) 両麻痺の発達の特徴　95　　5) 両麻痺の頭のコントロール　96　　6) 両麻痺の
   キッキング　97　　7) 両麻痺の寝返り　98　　8) 両麻痺のハイハイ　98　　9) 両
   麻痺の起き上がり動作　99　　10) 痙直型両麻痺の割り座に対するアプローチ　100
   11) 両麻痺の移動　102　　12) 両麻痺のつかまり立ち　102　　13) 両麻痺の立位姿
   勢　103　　14) 両麻痺の認知障害　105　　15) つま先歩きをする子どもたち　105
   16) 股関節脱臼　105
3. 痙直型片麻痺 ……………………………………………………………………… 107
   1) 初期症状　107　　2) 片麻痺の発達の特徴　108　　3) アテトーゼ型片麻痺　113
   4) 後天性片麻痺　114　　5) 片麻痺の問題行動　114　　6) 片麻痺の治療　114
4. アテトーゼ型脳性麻痺 …………………………………………………………… 115
   1) アテトーゼ型脳性麻痺に共通する特徴　116　　2) アテトーゼ型脳性麻痺の分
   類　120　　3) アテトーゼ型脳性麻痺の治療　122
5. 弛緩型疾患 ………………………………………………………………………… 124
   1) 脳性麻痺の初期症状としての弛緩　124　　2) 姿勢および反応　126　　3) アテ
   トーゼへの移行（移行期のサイン）　126　　4) 弛緩児の治療　126

第6章　運動療法 ……………………………………………………………………… 129

1. 頭のコントロールのための運動療法 …………………………………………… 129
   1) 背臥位での頭の回旋　129　　2) 腹臥位での頭の回旋　131　　3) 腹臥位での頭
   の挙上　131　　4) 背臥位からの頭の屈曲　132　　5) 頭の固定性を高める準備とし
   ての圧迫手技　133
2. 上肢の挙上運動とリーチの準備 ………………………………………………… 133
3. 上肢の支持性 ……………………………………………………………………… 134
4. 脊柱の側屈可動性の準備 ………………………………………………………… 137
5. 脊柱の伸展可動性の準備 ………………………………………………………… 137
6. パラシュート反応の誘発 ………………………………………………………… 139
   1) パラシュート反応誘発のための準備　140　　2) パラシュート反応の誘発　140
7. 減捻性立ち直り反応を応用した運動の誘発 …………………………………… 143
   1) 体に働く頸の立ち直り反応　144　　2) 体に働く体の立ち直り反応　144
   3) 抗重力方向への体に働く体の立ち直り反応　146

付　録　新生児集中治療室でよく使用される略語　*147*
Neurodevelopmental Profile of the Fetus and Premature Neonate　*150*

索　引 …………………………………………… *153*

第1章

歴史的にみた脳性麻痺

脳性麻痺　　　　　　　脳性麻痺は古代エジプトの壁画にも描写されているといわれている．古代社会では自給自足経済社会であり，人間の生存原理は自然淘汰が支配的であった．この時代には障害児は無益な者，厄介者として放置もしくは捨てられたと考えらる．古事記にみられる伊那那岐命と伊那那岐美命との間に生まれた第一子は，体が蛭のように柔らかい子でヒルコ（水蛭子）とよばれ，葦舟にのせ，海に流してしまったという記事があり，脳性麻痺であったとの説がある．

　　　　　　　　　　　ギリシャの伝記物語のプルタークには，スパルタではタイゲーツ山の頂きの近くの亀裂に脳性麻痺児を捨てたことを物語る記載がある[1]．

　　　　　　　　　　　中世では脳性麻痺児者は悪霊にとりつかれた人として残酷な扱いを受けたようである．日本においては仏教が救貧的，慈善的事業の対象として脳性麻痺児者をみていたようであるが，その一方では仏教の因果応報思想として知られている前世の業が脳性麻痺として現れたとされていた．その結果，大衆は障害者を忌むべき対象として，社会の目から隠す習慣を生んでしまった．

医療社会事業　　　　　日本では1549年にザビエルが日本にキリスト教を布教し，キリスト教のもとでの医療社会事業の開始がみられたが，豊臣秀吉はこれを日本社会の秩序を破壊する危険な存在として，その活動を禁止した．そのため，明治，大正，昭和初期まで障害児が日の当たらない暗い倉のなかで食事だけが与えられて人目から遮断されていた暗い過去がある．

　　　　　　　　　　　明治時代には国の富国強兵政策のため福祉全体が貧弱であった．しかし，日清・日露戦争による戦傷者の増加により，国による障害者対策が始まったが内容は貧弱なものであった．

　　　　　　　　　　　大正時代に入って整形外科医であった高木憲次がドイツ流の近代的リハビリテーションの理念を紹介し，肢体不自由児問題に関する社会の啓
脳性麻痺治療体系　　　蒙運動を展開し，日本最初の脳性麻痺治療体系を考案した．

国際障害者年　　　　　障害児者が車いすなどでどんどんと社会の人の目に触れ，表に出るようになったのはつい最近のことで，国際障害者年を境に障害者の社会進出を阻むバリアーが徐々に取り外されてきた．最近の公共の施設やデ

ハートビル法 バリア・フリー	パート，大型スーパーなどでは平成6年（1994）のハートビル法の制定により，車いす専用の駐車場，車いすトイレ，スロープの設置などバリア・フリー設計がなされてきている．しかし，車いす専用の駐車場などはまだまだ健常者が平気で占領しているのが現状である．
	日本人の意識がまだまだ障害者を本当に受け入れるだけの歴史がなく，これも長いあいだ障害児者を拒絶してきた歴史がからだに染み着いているためと思われる．10年単位で少しずつ障害児者を取り巻く環境は改善してきたが，私たちの意識変化のほうが遅れをとっている状況である．
	脳性麻痺を科学的に研究した最初の医師はCazauvielh J（1827）といわれている．初期は整形外科的手術が専門的関心であった．同じ時期にDelpech（1828）がポリオに対してアキレス腱延長を行っている．脳性麻
John Little **Little** 病 アキレス腱延長術	痺の歴史で John Little 医師は記憶にとどめておいてもよい人物といえる．1960年末までは脳性麻痺を Little 病とよんでいた．Little は彼自身ポリオで左の尖足であった．そのため，彼は Delpech の行ったアキレス腱延長術に関心をもったといわれている．そして，Little は Delpech に彼自身の手術の相談をしたが，感染の可能性があることを理由に断られてしまった．それでも Little はあきらめず，ドイツに行き手術を受け，自分の尖足の治療を成功させたといわれている．
	これを機会に Little はアキレス腱延長術に対して深い感銘を受け，彼はイギリスに戻ってからアキレス腱延長術を自分でも実践し，その腕を上げていった．そのころ Little は子どものいろいろな変形の矯正に深い興味と関心をもつようになり，これらの変形が麻痺，とりわけ痙性に伴うことを認識しはじめたとされている．
異常妊娠　異常分娩 発達障害	Little の歴史に名前を残す決定的な仕事は1861年に彼の20年間の経験に基づく異常妊娠，異常分娩，それに続く発達障害との関係を報告したことである．脳性麻痺について論文で発表したのは Little が最初であった．このように彼自身がポリオで内反尖足の変形拘縮をもっていたことが，脳性麻痺の四肢の変形に興味をもたせたと考えられる．
痙直型両麻痺	また，Little が最初に発表した論文は痙直型両麻痺についてであり，彼は周産期に問題をもつ新生児や未熟児から脳性麻痺が現れることをこの時代に報告している．この事実は現在でも同じで，多くの脳性麻痺児が未熟児に由来することが多い．彼は早産児はとくに中枢神経系の発育が子宮外生活に十分耐えられるように準備されていないと論じている．
	その後，Gowers は Little の説を支持し，Osler は脳病理と脳性麻痺の関係を研究した．また，小児神経科医の Freud は非進行性神経学的損傷と未熟児の関係に深い興味をもち，出産時の損傷よりも子宮内発達異常

を強調した．現在では，子宮内発育不全による発達障害児の存在は誰も否定していない．しかしこの時代では脳性麻痺は絶望的な疾患であった．

脳性麻痺に対する理学療法はボストンの小児病院のJennie Colbyにより始められたといわれている．

neuroectomy 当時，整形外科的アプローチではStoffelによりneuroectomyが行われ，脳性麻痺の治療として注目を集めた．しかし，手術効果は長期的にみるとほぼ失望的結果となっていた．そのため，心理学，発達学，神経学，整形外科手術など学際的な幅広いアプローチの必要性が認識され始めた．そしてボストンにおいてinterdisciplinaryモデル（関連職種の介

interdisciplinaryモデル 入モデル）がCrothersによって始められた．またWinthrop PhelpsはMarylandにおいて第二次世界大戦前に多専門職種による脳性麻痺児へのアプローチを開始した．しかし，当時はほとんど関心をもたれていない分野でもあった．

大戦後，リハ医学と医療の専門化の急速な成長とともに，障害児に対

脳性麻痺アカデミー する医療的関心が再燃してきた．アメリカの脳性麻痺アカデミー（American Academy for Cerebral Palsy：AACP）は1947年にシカゴにて誕生した．このアカデミーの創設者はGeroge Deaver（physiatrist），Temple Fay（neurophysiologist），Bronson Crothers（neurologist），Meyer Perlstein（pediatrician），Earl Carlson（internist）と初代会長をつとめたWinthrop Phelps（orthopedist）であった．最初は小さな公開討論会（フォーラム）としてスタートしている．

脳性麻痺 脳性麻痺（cerebral palsy）の用語を初めて用いたのはBurgessで1888年に"A case of cerebral palsy. *Med Chron Manchester*, **9**：471, 1888"の文献に使われた．日本においては長い間，脳性小児麻痺という疾患名が主流であったが，1960年後半ごろから脊髄性小児麻痺と区別が紛らわしいため，脳性麻痺という診断名が使われ始め現在に至っている[2~4]．

日本では療育という概念の中に多くの治療体系が組み込まれてきた．日本における中枢神経系障害に対するアプローチの変遷は，外国から治療体系が日本に紹介された時期に大きく影響を受けてきた．

Fay Rood 脳性麻痺の治療体系ではFayやRoodは早い時期から文献的に紹介されていたが，日本において彼らの治療体系をセラピストを対象に実技

PNF Kabat を含めた研修が行われる機会がほとんどなかった．しかし，PNF（Kabat），

Brunnstrom Bobath BrunnstromやBobathの治療体系は日本人のセラピストが直接アメリカやイギリスに留学し，それらの治療理論と技術を体得し，日本においても理論と実技の研修会が開かれ，急速に日本において広がりをみせた．

Ayers Vojita Petto 1970年代の中ごろにはAyers，VojitaやPettoなどの治療体系が日本に紹介，導入された．これらの治療体系は欧米においてほぼ同時期に発

展したものであるが，日本に導入された時期はそれぞれ異なっている．日本においては新しく紹介された治療体系が最新の治療体系として誤解される傾向をもっているようである．

ドーマン法　　ドーマン法はパターニングとよばれる運動療法が主体で少なくとも3人がかりで行うのが特徴であり，そして1日の治療スケジュールが組まれており，人手が多く必要となる．このドーマン法も1970年代には日本の多くの小児施設で実践されたが，現在では実践している所はないと思われる．おそらく，過密な治療スケジュールと人手が多く必要であったため，小児施設，病院などになじまなかったためと考えられる．

神経発達学的治療体系　　現在，神経発達学的治療体系 neuro developmental treatment（NDT）とよばれている Bobath の治療体系はロンドンにおいて1943年に初めての講習会が開かれている．この治療体系は当時誰も目を向けなかった重症の寝たきりの脳性麻痺児に対して運動療法を行うことで姿勢緊張を変化させることができたことに出発している．Bobath は多くの脳性麻痺児の運動療法を通して，治療技術を発展させてきた．現在この治療体系は成人片麻痺と脳性麻痺の治療を対象としており，セラピスト，医師，言語療法士などのために講習会が継続されている．

南カリフォルニア感覚統合テスト　　Ayers は現在もアメリカで活躍している作業療法士で，主に学習障害児を対象とした治療理論を発展させている．学習障害児の評価では南カリフォルニア感覚統合テストが作業療法士の世界ではよく知られている．また前庭-迷路刺激を中心とした回転や滑ったりする加速刺激を学習障害児に与えるための遊具が開発されている．

これからも多くの治療体系が出現しては消えていく歴史を繰り返すと思われる．それほど脳性麻痺に対する治療が困難であり，絶対的な治療法がないのが現状である．われわれはいろいろな治療体系の理論を学び，知る必要はあるが，つまみぐいのようにいろいろな治療体系を部分的に臨床に使うことは避ける必要がある．どの治療体系であってもかまわないが，自分の納得できるものを理論と技術の両面で熟知し，さらに応用する態度が必要ある．

● 文　献

1) 伊藤隆二編：心身障害児教育の原理．福村出版，東京，1970．
2) 小池文英：脳性麻痺児治療の変遷．整形外科，**27**(6)：433-439，1976．
3) 小池文英：脳性まひのリハビリテーションの考え方の歴史的変遷．理学療法と作業療法，**6**(7)：461-469，1972．
4) Alfred L Scherzer, Ingrid Tscharnuter：Early Diagnosis and Therapy in Cerebral Palsy. Marcel Dekker, 1982.

第2章
発達障害児の治療のための評価

■ 1. 事前に行うべきこと

1) 両親への説明

両親への説明　　発達障害児を評価するとき，事前に評価の目的をわかりやすく両親に説明し，評価の結果もわかりやすく説明しなければならない．すなわち，現在の状況，約3ヵ月先に治療を継続することで予測される変化，治療プログラムによる期待される効果，治療頻度など，専門用語をできるだけ使用しないで説明をする必要がある．

2) 評価環境

評価環境　　家庭とは異なる環境で評価をするため，できるだけ快適な環境で評価を行わねばならない．室温は子どもの衣服を脱がせることができるように設定し，騒音が少なく，乳児の人見知りが強い場合はむやみに目を合わせないようにし，保護者と笑顔でいろいろと話し合い，情報を得るようにし，保護者と親密な関係をまずつくることが大切であり，そのことで乳児に安心感を与えることができる．

3) 両親（母親）の観察

母親の観察　　母親が子どもをどのようにセラピストの前につれてくるかによって，子どもの運動機能を推測することができる．つまり，首を支えているなら頭のコントロールを獲得していない子どもと考えられる．母親が子どもの手を引いて歩かせてくる場合にも，どちらの手を引いているかも観察する．抱いてつれてくる場合にも母親が子どものどの部分を支えているか観察する．一般的に母親が支えている部位の機能を子どもは完成していないことが多いと考えられる．

子どもが年長であれば，子どもに質問をしてみる．たとえば"いくつ？"，"イチゴは好き？"など子どもの年齢にふさわしい質問をしてみる．そこで母親が子どもが答えるのをじっと待っているか，子どもにか

わって母親が即，代弁してしまわないか観察する．母親が即，代弁してしまう場合には子どもの発語機能に障害があるか，知的に発達障害がありコミュニケーションできないか，せっかちな性格の母親であるかもしれない．このような母親の即答は子どもに答える機会を剥奪している可能性がある．

衣服の着脱行為　　次に，子どもの衣服の着脱を観察する．この衣服の着脱行為のなかの母親の子どもへの接し方，着脱のようすを観察する．子どもにできることをやらせているか，できることがあっても母親がすべてやってしまわないかなど観察する．このような観察のなかで修正したほうがよいと思われたことは，具体的に別の方法を示していく．

母親の話しかけ　　その他に母親が子どもに対してどのような話しかけをしているか観察する．ほとんど治療中に話しかけない母親もおり，そのようなときには玩具を示し，治療中に呼びかけてもらうよう依頼する．そうすることでセラピストがねらっている反応を母親が本当に理解しているかどうかが把握できる．

家庭での姿勢，運動　　また，家庭ではどのような姿勢，運動が多いかを質問する．そして，習慣的に形成されていく異常姿勢や運動に対抗する手段を講じていかなけばならない．そして，家庭で使用している機器（座位保持椅子，車いす，歩行器，立位保持用具など）を質問する．必要であれば新たに機器を家庭に導入していくこともある．

子どもの生活リズム　　子どもの生活リズムを知っておくことが治療計画を進めるうえで役に立つことが多い．とくに年少の場合の午睡，就寝，起床時間，夜中にどのぐらい覚醒するかなどの情報を母親から得るようにする．また，どのような薬を服用しているかも質問する．

母親の主訴を聞く

母親の主訴　　母親の主訴が子どもの主要な問題点と関連していることが多く，子どもにどのようになって欲しいと母親が考えているか質問する．母親の期待があまりにも現実からかけ離れていないかどうか注意する必要がある．このような場合には，母親が子どもの障害について正しく理解していないといえる．

2. 評価の基本

evaluation と assessment という用語があるが，ともに日本語では評価と訳されている．evaluation には一定の検査スコアが用意されており，筋力テスト（MMT）や関節可動域テスト（ROMT），日常生活活動テスト（ADLT），知能テスト（IQT）などは点数で評価される．また感

覚検査や反射検査では＋, −で表される．これらのevaluationでは個々の問題点を抽出することができ，理学療法の効果を経過とともに判断するうえで役にたつ．

発達障害児　　私たち人間が一人一人異なるように，発達障害児も一人一人異なる．私たちが相手にする発達障害児は家庭環境，地域環境，年齢，障害の程度，知的障害の程度，随伴障害の程度など非常に多様である．そのため個々の患者と両親のニードは多様になってくる．セラピストとして援助できるニードを把握していかなければならない．そのため，治療計画を立てるときには一人一人の治療プログラムはオーダーメイドになってく

評価
総合評価　　る．そのためには発達障害児をあらゆる角度から評価（evaluation）し，その結果を総合的に解釈し総合評価（assessment）する必要がある．

　セラピストが発達障害児を総合評価する場合，まず一人一人の動作を観察分析することから始まる．そして，動作を運動学的に異常な点と正常な点を把握する．セラピストの頭のなかで観察から得られた情報が整理され，異常な動作の原因の仮説が頭のなかで考えられる．次に，その仮説に基づき運動療法を試行し，直接，発達障害児に触れ，観察で得られた情報と実際に触って感じる情報の違いなどを，再び頭のなかで整理していく．この段階で自分の立てた仮説を修正しなくてはならないこともある．

刺激　　直接，患児に触れるということは，なんらかの刺激を患者に与えていることになるため，なんらかの反応を患児は示してくる．この患児から発信される反応を見落とさず，その反応がセラピストが得たい反応なのか，抑制したい反応なのか，患児に触れながら判断していく．治療を行いながら刺激（スピード，幅，刺激部位，刺激の強さ）を変え，適切な刺激を選択してみる．また，刺激に対する反応の潜時も評価する．この治療中の判断がセラピストに求められる評価である．この判断を誤ると異常な動作を強め，子どもの発達を良好に援助することができない．

1）基本的評価の流れ

　ここでは発達過程にある発達障害児の異常性の出現，正常要素の欠如

発達のゆがみ　　と異常な発達，発達の停止もしくは遅れ（発達のゆがみ）を見つけることがセラピストの課題となる．

　発達が停滞している障害児を目の前にしたとき，なぜ首がすわっていないのか？　なぜ座れないのか？　なぜ寝返りができないのか？　なぜ手をうまく使えないのか？　なぜつかまり立ちができないのか？　なぜ歩けないのか？　など獲得して欲しい機能を阻害している要因が何なのか，セラピストは自問自答する必要がある．そこでまず，セラピストは障害児

のできることと，できないことを分類してみる必要がある．そして未熟な要素と異常な要素を整理することが重要である．ここで未熟な要素とは，正常な発達過程に必ず現れる未熟な運動や姿勢を意味している．この未熟な運動や姿勢がある年齢を越えても持続している場合が多くみられる．一定の年齢幅でみられる姿勢や動作をその時期を過ぎた年齢になっても持ち続けている場合は異常といえる．

未熟な要素
異常な要素

2）観察のポイント

観察は身体の中枢部から行う．どうしても最初に末梢の手や足が目に入るが，体幹の状態をよく観察する必要がある．体幹の観察では胸郭の状態もみる．胸郭の形に非対称性がみられたり，肋骨下部が突出していたり，陥没呼吸のため胸がロート状になっていることがある．

胸郭の非対称性
肋骨下部突出
陥没呼吸

動作の模倣

患者の動作異常を観察するだけでなく，実際にセラピストのからだで真似をしてみることを勧める．動作中の左右差や代償運動などをそのことで確かめる癖を日ごろからつけていることが大切である．

動作の模倣

3）仮説を立てる

できることと，できないことを整理する．そしてできないことの原因の仮説を立てる．ここで考えなければならない原因とは中枢神経系の障害部位ではなく，からだに分布する異常な筋緊張分布や獲得していない基本的な運動機能などを考えることである．

姿勢（背臥位，腹臥位，座位，立位）と運動（寝返り，ハイハイ，四つ這い，起き上がり，つかまり歩き，歩行）のなかにみられる共通した問題点を見つけだす．子どもの主要な問題点はどの姿勢や運動にも共通してみられるはずである．そして，異常と感じた姿勢や動作を文章で表現してみることが必要である．このとき異常な状況が把握できる文章を心がける．たとえば"いつも〜である，〜できるが〜のみである"などと表現することで患者の定型的な姿勢や運動を表現することができる．治療においてはこの主要な問題点が治療のターゲットになる．

姿勢　運動

姿勢や動作の非対称性は必ずチェックする必要がある．年長になるにつれ，この非対称が徐々に変形や拘縮に発展していく．中枢神経系障害の場合，急激に変形拘縮にならず，ゆっくりと時間をかけて変形，拘縮へと発展する．気がついたときにはすでに遅いといったことがよくみられる．

姿勢や動作の非対称性

4）正常運動発達要素の欠落

正常運動発達　　　　　正常運動発達には順序性があり，頭のコントロールから寝返り，ハイハイ，四つ這い，つかまり立ち，つかまり歩き，独歩と続く．しかし，発達障害児の治療においてこの順序性に固執すると，貴重な時間を浪費し月日が無駄に過ぎてしまうことがある．たとえば寝返りができない子どもにいつまでも寝返り動作のみを繰り返すのは無意味である．正常発達は一直線ではない．寝返りができる 6 カ月では立位をとらせると下肢に体重を受け始めるし，座位をとらせると両手を前について少しのあいだ姿勢を保ち始めている．また手は物にリーチしたり，物を持ち変えたりする．すなわち，多くの領域の発達がお互いに影響し合いながら同時に発達をしていることを忘れてはならない．

正常運動発達の要素　　セラピストは子どもの発達経過のなかで重要な正常運動発達の要素を欠落させていないかどうか見つける必要がある．つまり，正中位での頭の保持や手の正中位指向，手と足の接触，体軸内回旋機能，下肢の交互運動，上肢の支持性，手指の把握機能，凝視・追視機能，咀嚼・嚥下機能，基本的な立ち直り反応，上肢の保護反応，下肢の保護反応，平衡反応など運動発達を促していく基本的機能をそれぞれ評価し，欠如していたり不足していたりする機能を探し出し，治療で獲得していく必要がある．

3．姿勢反応の評価（立ち直り反応群）[1]

1）体に働く頸の立ち直り反応（neck righting reaction acting on the body：NOB）

　　この反応は新生児期から誘発することができる．頭の回旋が頸筋の固有受容器を活性化し，上体と頭が一直線になるように身体が回旋を起こしてくる．さらに骨盤を含む腰部の回旋が引き続き起こり，最終的には身体全体が立ち直る．

体に働く頸の立ち直り反応　　未熟な型の体に働く頸の立ち直り反応では，身体は丸太様に反応する（log rolling）（**図 2-1**）．成熟した体に働く頸の立ち直り反応になると身体は分節的なパターンに変化していく．このような分節的なパターンに成熟する段階では，体に働く体の立ち直り反応がともに出現するようになる．また，ATNR（非対称性緊張性頸反射）が統合されてくると身体の分節的な回旋が始まってくる．

非対称性緊張性頸反射

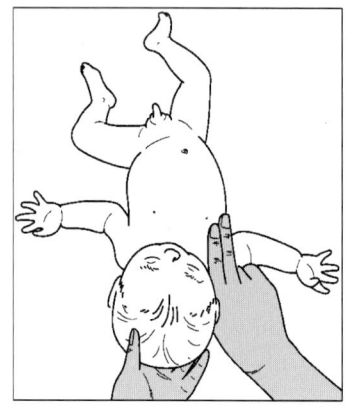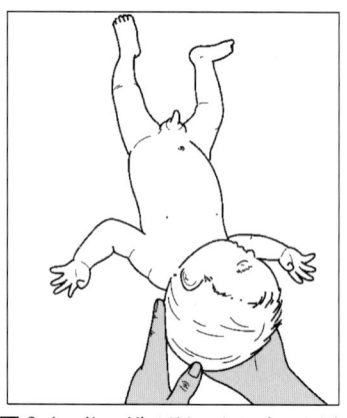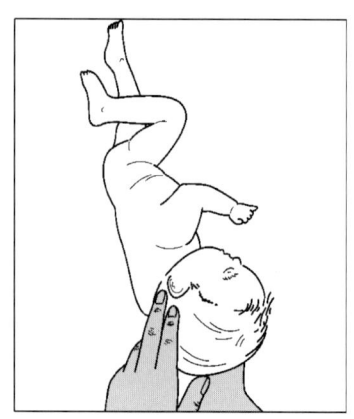

図 2-1　体に働く頸の立ち直り反応

2）頭に働く体の立ち直り反応（body righting reaction acting on the head：BOH）

アライメント
頭のコントロール

　この立ち直り反応は頭と体幹の位置関係（アライメント）を正しく保つ働きをし，頭のコントロールに深くかかわっている．

圧感覚受容器

頭に働く体の立ち直り反応
迷路性立ち直り反応

　この立ち直り反応は身体の一部が支持面に触れることで，圧感覚受容器で刺激を受け，頭を正すように反応する．新生児が床から腹臥位で頭を持ち上げるのは，この頭に働く体の立ち直り反応によるもので，新生児には頭に働く迷路性立ち直り反応は存在しないと Twitchell(1965)は述べているが，意見の分かれるところで，新生児期から迷路性立ち直り反応が出現しているとする説もある．頭のコントロールにかかわる立ち直りの感覚情報として，視覚，触覚(圧覚)，迷路が互いにかかわっていると考えられる．

斜位懸垂

　この BOH は 3 カ月の乳幼児を空中で斜位懸垂すると頭を体軸線以上に立ち直らせることはできないが，硬い支持面に座位をとらせ，一側殿部により体重負荷をしながら，斜位に傾けると，頭を体軸線以上に立ち直らせることができる．このことから迷路性立ち直り反応以外に殿部からの非対称的な圧情報が頭をより立ち直らせていると解釈することができる．

減捻性立ち直り反応

　この立ち直り反応を減捻性立ち直り反応の 1 つとしてとらえるならば，頭に対して体のアライメントが崩されたときに，頭の動きで全体のアライメントを修復しようとする反応と解釈することもできる（図 2-2，3）．

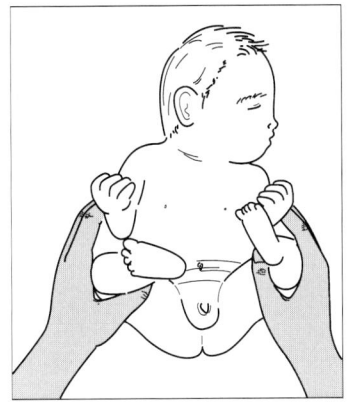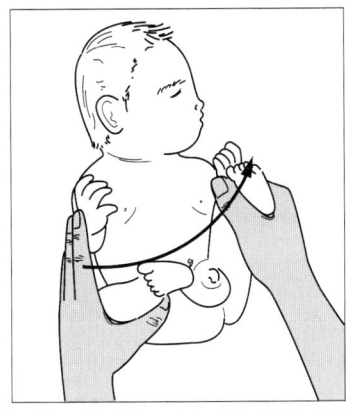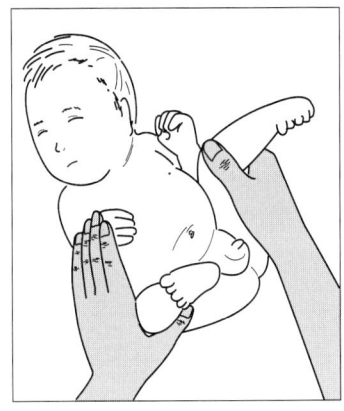

図 2-2　頭に働く体の立ち直り反応（背臥位）

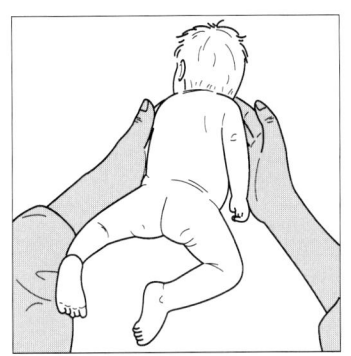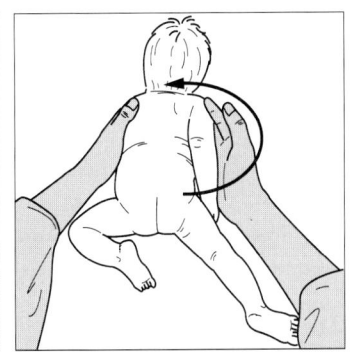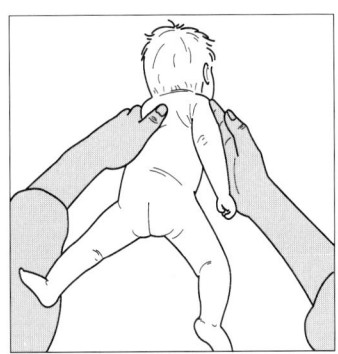

図 2-3　頭に働く体の立ち直り反応（腹臥位）

3）体に働く体の立ち直り反応（body righting reaction acting on the body：BOB）

この立ち直り反応は体幹の一部に加わる捻れを元に戻そうとする反応で，体幹を対称的な位置に保つように働く．

体に働く体の立ち直り反応を Millani-Comparetti（1967）は derotational reflex（減捻性反射）とよび，生後 4 カ月から出現するとしている[2]．

動作の連続性の面から乳児の観察をすると，背臥位から立位に至るまで，動作中に多くの体に働く体の立ち直り反応が観察される（図 2-4）. rolling, sitting-up, standing-up のなかでの回旋パターンが体に働く体の立ち直り反応により生じる．このように姿勢の変化が体幹の回旋により連続して続くことを連鎖反応（chain reaction）とよぶことがある．その後，体に働く体の立ち直り反応が抑制されてくると，動作は対称的パターンへと変化し，分節的な回旋を伴わずに rolling over, sitting-up, standing up ができるようになる．すなわち，2 歳まで連続した動作のな

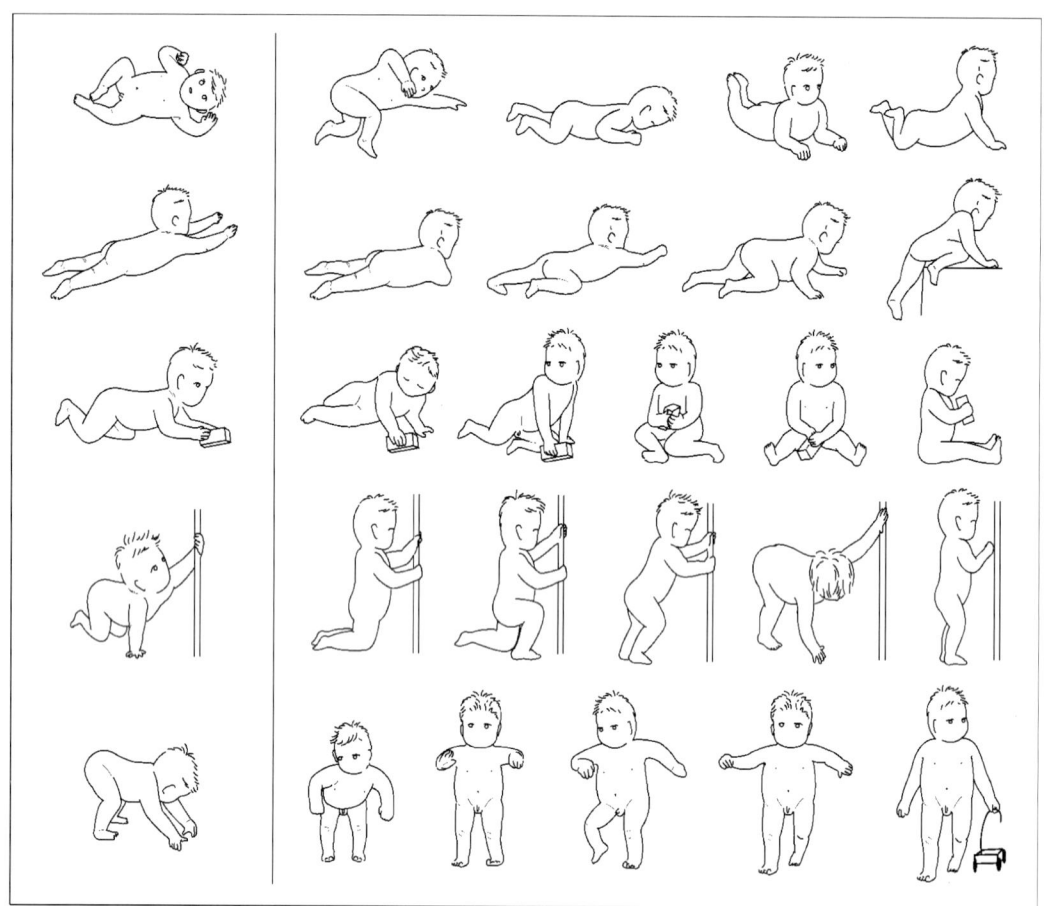

図 2-4 動作の連続性に伴う体軸内回旋

体軸内回旋　　　　　　かに運動要素として体軸内回旋が多く含まれる．2歳を過ぎると完全に腹臥位にはならず，側臥位を経由して座位に起き上がり，起立パターンに体軸内回旋の要素が少なくなっていく．その後，徐々に動作の連続性に体軸内回旋の要素が減少していき，6歳ごろでは長座位から体軸内回旋を伴わずに起立することができるようになる．

4）視性立ち直り反応（optical righting）

視性立ち直り反応　　　正常な頭のコントロールには頭に働く体の立ち直り反応と迷路性立ち直り反応に加えて視覚の手がかりに頼る視性立ち直り反応が関与している．頭のコントロールは人間の姿勢や運動のために重要な役割を果たしているため fail-safe 機構を構築しているといえる．

fail-safe 機構

迷路性立ち直り反応　　視覚的反応は迷路性の反応を補足するといわれている．視性立ち直り反応は出生後存在するかもしれないが，迷路性立ち直り反応と同様に2カ月まではっきりとは確認できない（図 2-5）．

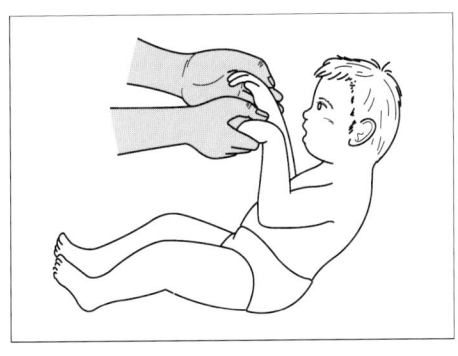

図 2-5 引き起こし反応（pull to sitting）でみられる迷路性立ち直り反応と視性立ち直り反応

人間の場合には迷路を破壊して視覚だけの反応をみることは不可能なため，迷路性立ち直り反応と視性立ち直り反応は互いに協調して働くと思われる．

引き起こし反応

引き起こし反応は胎生37週では迷路性，視性立ち直り反応を確認できず，頭は完全に後方に落ち込む．胎生40週（出産予定日）では頸屈筋群の筋緊張の増加が確認できるようになる．生後2カ月では頭の後方への落ち込みは少しになり，頸屈筋群の力と迷路性，視性立ち直り反応が協調するようになる．生後4カ月では頭の後方への落ち込みはみられなくなり，体幹についてくるようになる．生後6カ月では背臥位から自発的に頭を持ち上げてくるようになり，常に頭の動きが先行するようになる．

5）迷路性立ち直り反応（labyrinthine righting reaction）

迷路性立ち直り反応

迷路性立ち直り反応は最初，腹臥位で頭の挙上に働く．欠如する場合には，乳児を腹臥位に寝かせるときには窒息の危険性があるため監視が必要となる．このようにこの立ち直り反応は乳児の生命保護のために必要な初期の重要な反応でもある．

耳石

迷路の耳石（otoliths）からの刺激とそれにより生じる頸筋の収縮が頭の運動を引き起こし，迷路性立ち直り反応は新生児においてもわずかに認めることができる[3]．

新生児を垂直位に保持すると頭は重力に引かれ，垂れ下がってしまう．しかし，まったく無力ではなく，重力に拮抗する動きをみせ，頭を垂直位にもってこようとする knocking movement を示す．しかし，新生児を側方に大きく傾けると，拮抗する動きはほとんどはっきりとしなくなる．

knocking movement

重力に抗して反応する運動の方向性には一定の順序があり，最初は矢状面，次いで前額面，そして最後に水平面と続く．

生後2カ月では矢状面と前額面に迷路性立ち直り反応が存在することが明らかになるが，反応としては完成されていない．生後6カ月ごろよ

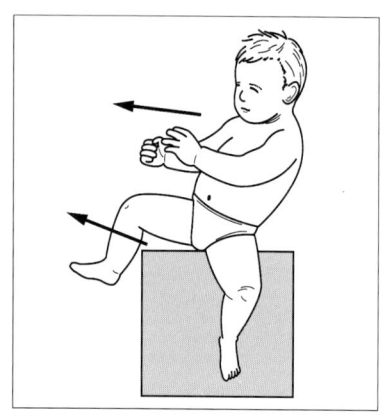

図2-6 上下肢をカウンターバランスとして用い釣り合いをとろうとする.

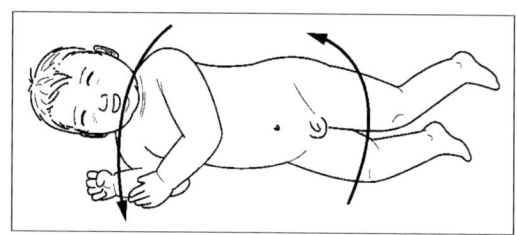

図2-7 カウンターローテーション
スムースな寝返りで,側臥位から腹臥位に移行する姿勢の切り替え時に働く相反する方向への分節回旋で釣り合いをとる.

視性立ち直り反応　　りこの反応は一層強くなり,さらに視性立ち直り反応により強められる.

6) 平衡反応

平衡反応　　立ち直り反応の基本的性質は身体の3つの分節を正しく元の一列に戻そうとするものであるが,平衡反応はより動的な姿勢保持であるため,3つの分節はそれぞれが対立する方向への運動を起こす.

(1) カウンターバランス[4]

カウンターバランス　　釣り合いをとるために上下肢を重心が移動した方向とは反対に外転もしくは内転させ,天秤のつり合いをとるように重心移動とは反対方向に手足を重りとして利用する現象である(図2-6).そのため,カウンターウエイトとも呼ばれる.

(2) カウンターローテーション[5]

カウンターローテーション　　身体の1つの分節の回旋に対して他の分節が逆方向への回旋運動を生じて,姿勢の釣り合いをとろうとする現象である(図2-7).

4. 姿勢緊張の評価 (postural tone testing)[6]

姿勢緊張テスト　　姿勢緊張テストの目的は子どもの姿勢の変化に伴う筋の緊張の変化を調べることである.つまり発達障害児では姿勢によって筋緊張が高まったり,低下したりする.また,中枢神経系に障害をもっている場合には異常な筋緊張が全身に分布しており,治療計画を立てる場合に異常筋緊張分布の状態を把握する必要がある(図2-8).

　　セラピストは子どもの四肢を他動的に操作し,そのときセラピストの手に感じる筋の緊張度を評価する.筋緊張の評価として次の大まかな基

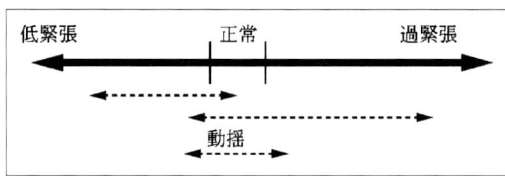

図 2-8　姿勢筋緊張

準が参考になる．

正常　　　　　　　① 正常（normal）：四肢の他動的操作に対して素早く反応し，ただちに筋緊張を他動的操作に合わせるように変化する．その結果，セラピストは四肢を非常に軽く感じる．

痙性　　　　　　　② 痙性（spasticity）：四肢の他動的操作に対して過度な抵抗を示す．抵抗は操作開始域で強く，突然抵抗が弱まることがある．これをジャックナイフ現象　　　ジャックナイフ現象とよぶことがある．一般的に上肢では屈筋と内転筋の緊張が高く，下肢では伸筋と内転筋の緊張が高いのが特徴である．

アテトーゼ　　　　③ アテトーゼ（athetosis）：四肢の操作に対して筋緊張が動揺し，過度な抵抗を示したり，抵抗が消失したり絶えず変化を示す．その筋緊張の変化を予測することが一般的には困難である．

弛緩　　　　　　　④ 弛緩（flaccidity）：四肢の操作に対してほとんど抵抗を示さず，セラピストは操作している四肢の重さを手に感じる．

1）小児神経学で使われている筋緊張の検査

筋緊張　筋トーヌス　　筋緊張（筋トーヌス）の内容として伸張性（伸びの度；extensibility），被動性（ふれの度；passibity），筋の硬さ（consistency）の3つがある[7]．

(1) 伸張性

伸張性　　　　　　伸張性とは関節をゆっくりと他動的に操作して動かしたときにどのぐらいの伸びを示すかによって判定する．

window sign　　　① window sign（図 2-9）

手関節を掌屈し，その程度をみる．成人では90°であるが，新生児では

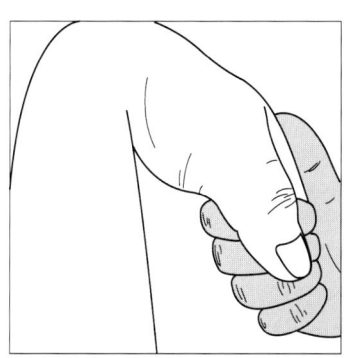

図 2-9　window sign

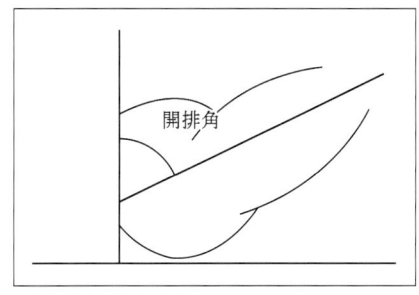

図 2-10　開排角

さらに掌屈する．この柔らかさは徐々になくなり6カ月でほぼ成人の可動域となる．過度な掌屈状態が6カ月以降もみられる場合には低緊張である．

ダウン症
エーラース・ダンロス症候群
オッペンハイム症候群
糖原病Ⅲ型
新生児先天性筋無力症
Werdnig-Hoffmannn病

低緊張が持続する疾患としてダウン症をはじめ Ehlers-Danlos（エーラース・ダンロス）症候群，Oppenheim（オッペンハイム）症候群，糖原病Ⅲ型，新生児先天性筋無力症，Werdnig-Hoffmannn 病などがある．プロコラーゲンをコラーゲンに代謝させるために必要なプロコラーゲンペプチダーゼが欠乏する Ehlers-Danlos 症候群では過剰な皮膚の伸張性もみられる．これら伸張性が持続する疾患の多くは精神発達障害を合併している．

股関節開排角度

② 股関節の開排角度（図2-10）[8]

新生児の開排角は平均76〜77°で，その後急速にその角度は減少していき，生後3カ月で最小の平均71°まで減少する．その後は徐々に開排角度は増加していき生後2歳で再び76〜77°となる．さらに歩行速度の増加と走行能力の発達に伴い股関節の固定性が増大するため内転筋の伸張性は低下する．そのため開排角度は生後5歳では74〜75°となる．

足背屈

③ 足の背屈

成熟新生児の背屈角度は大きく，生後3カ月以降減少していく．

④ 膝窩角（popliteal angle）[9]

膝窩角

膝窩角は新生児期では約90°だが，徐々にその角度は拡大していく（図2-11）．しかし，中枢神経系障害のある子どもではその角度が過剰に拡大したり，狭小化したり，左右差を示す．

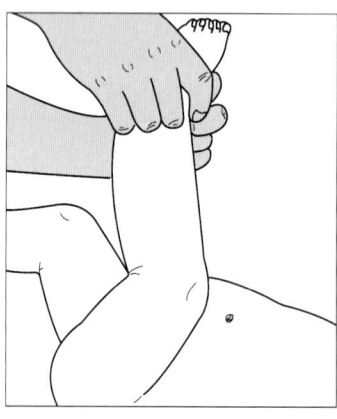

図2-11　膝窩角

スカーフ徴候

⑤ スカーフ徴候（scarf sign）

上肢をスカーフのように首に巻きつけるように回して検査する．成熟新生児では手関節が肩峰の所まで止まるが，未熟児では手関節が肩峰を

越えてしまう．

(2) ふれの度

ふれの度

一般的には手関節と足関節で検査する．子どもの手首もしくは足首を持ち，手先もしくは足先を振る．このとき，低緊張であれば大きく振れ，過緊張であれば振れが小さくなる．

(3) 筋の硬さ

筋肉の硬さ

筋肉の硬さを指で圧迫して硬さを判定する．筋の硬さの判定はかなり主観的になるため，多くの症例を経験する必要がある．評価基準としては＋3：非常に硬く板のよう，＋2：著しい抵抗，＋1：軽い抵抗，0：正常な硬さ，－1：抵抗の軽度の減弱，－2：抵抗の著しい減弱，－3：ほとんど抵抗がなく非常に軟弱とされている．

2）正常姿勢緊張

正常姿勢緊張

正常な姿勢緊張は幅があり，リラックスして，ある程度緊張が低下している段階からストレスで緊張が高まっている範囲があり，日常の生活のなかで状況に応じて変化している．しかし，覚醒している時間帯ではどんなにリラックスして筋緊張がゆるんでいるとしても，即座に動作を起こすことができる筋緊張は保っている．

3）プレーシング・ホールティング（placing-holding）

プレーシング・ホールディング

プレーシング・ホールディングとは四肢を空間に操作して置くこと（placing）を意味している．また，正常では空間に置かれた肢は操作する手を離しても短時間，肢を空間に保持する(holding)現象がみられる．正常人でも placing できる範囲とできない範囲がある．また holding できる範囲とできない範囲が存在する．重要なことは placing-holding でき

自動運動

る関節可動域のなかでのみ自動運動が可能である．このことは中枢神経系障害のある子どもの四肢の操作を行い，空間に肢をプレースしてみて子どもがまったく保持できないとしたならば，その子どもの自動運動の範囲を事前に推測することが可能となる．

5．連合反応の評価

連合反応

中枢神経系の障害をもつ子どもではなんらかの連合反応をもっている．この連合反応は正常ではみられないものである．子どもはより障害されていない部位，すなわち，より健側を子どもの活動に取り込んでいく．その結果，より障害されている部位，すなわち，より患側の部位は緊張が高まり一定のパターンでいつも同じように反応してしまう．たと

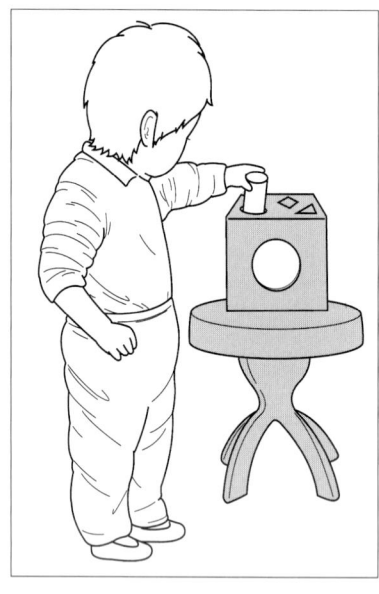

図 2-12 痙直型右片麻痺児の連合反応
　　　　左手でパズルボックスをして遊んでいるが，右手の肘の屈曲と手指の屈曲を強めている．

痙直型両麻痺

はさみ状肢位
痙直型片麻痺

えば痙直型両麻痺の子どもが寝返りをしようとすると，いつも上半身を過剰に使って寝返ろうとする．その結果，両下肢は伸展して内転，内旋し特徴的なはさみ状肢位をとってしまう．痙直型片麻痺では健側を使用することで患側の上肢の屈筋痙性が高まり，上肢が典型的な肘屈曲，回内，手指屈曲の姿勢をとってしまう（図 2-12）．このように子どもがより健側を使用するたびに，患側の緊張が高まり変形・拘縮の原因となってしまう．この連合反応が最も子どもの発達を阻害する要因になる．そのため，何が子どもにとって容易であり，何が困難であるかを知っておかねばなならない．また，連合反応が出現しない許容度と，最も著明に出現する動作も把握しておく必要がある．

代償運動

痙直型四肢麻痺

　この健側の過剰な動作は患側を補う代償運動であり，健側の動作を抑制して，患側の潜在的な能力をみることも必要である．また，この代償運動が変形・拘縮につながる危険性がある．たとえば，痙直型四肢麻痺の子どもがハイハイをより障害の少ない上肢を巻き込むように行うと，いずれ上肢の伸展が不能になってくる．

6. 発達のギャップ

　これまでの科学の手法として対象を分割し，全体は部分の和であるとしてきたが，人間を対象とした場合には"全体は部分の総和以上"であり，多くの要素が複雑に関連，影響しあっている[10]．そのため本来なら対象を必要以上に分割することは望ましくない．全体を全体としてみる手

法の開発が必要となるが，複雑系の科学手法はこれから発達してくると予測されるため，小児を対象とした理学療法評価は今後変化してくることは間違いないと考えられる．

全体を全体として評価することが望まれるが，具体的な手法を持っていない現状では，とりあえず，観察評価しやすいように対象を分割してみる方法をとり，分割して評価した後に全体を再度概観する立場をとらざるをえない．

発達のギャップ　発達のギャップを見つけるために，子どもの運動発達をそれぞれ腹臥位，背臥位，座位，立位，言語（口腔機能）の領域で発達レベルをチェックする．その結果，でこぼこした発達のようすを示す場合，いちばん落ち込んでいる領域を確認し，その理由を考える．それぞれの発達領域間で2カ月の差を示すギャップがある場合には注意が必要である．とくに発達に遅れを示している乳児を評価する場合，暦年齢（calender age）よりも2カ月遅れを示す領域がある場合には早期理学療法を積極的に実施する必要がある．

精神発達遅滞　中枢神経系の障害をもっている場合には発達にギャップが大きく，凸凹した表（**図2-13**）となる，精神発達遅滞などで運動麻痺を伴わない場合にはそれほど発達にギャップを示さず，暦年齢よりもかなり低いレベルで停滞する特徴をもっている．

未熟児で予定日よりも早く出産している乳児の場合には在胎週を考慮して年齢を修正する必要がある（adjusted age）．筆者は一応の目安として2歳までは修正をしてから評価を行っている．

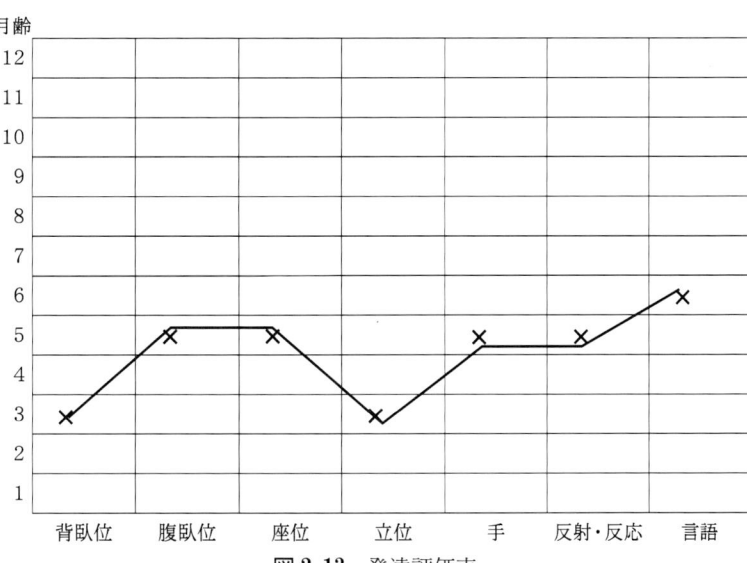

図2-13　発達評価表

7. 乳児期に問題となる姿勢と運動パターン

運動パターン　　　運動パターンの変化が少なく，いつも同じパターンを示す姿勢や動作があるときには治療を早期に開始する必要がある．以下の運動パターンは異常な乳児に観察される例である．

- 後弓反張が出現しやすい．
- 手を握るときは，腕を回内，屈曲する．
- モロー様に手を開くだけで，手指の個々の動きは乏しい．
- 腕は回内していることが多く，回外運動がみられない．
- 頭を一側に向けると，強制的にATNRが出現する．
- 肩を後退し，肘を屈曲していることが多い．
- 頭を常に一側に向けている．
- 突発的な動きが多い．
- 常に一方の手のみで握る．
- 常に一方の手の動きが多い．
- 座位に引き起こすとき，頭は前方に屈曲するが，腹臥位では頭を挙上できない．
- 交互の足の蹴りがなく，一側の蹴りが多い．
- 下肢を屈曲するときは常に外転してすべての関節が屈曲する．
- 足や膝の分離した動きがない．
- 足趾は底屈するが背屈しない．
- 足が内反するが外反の動きがない．
- 口を常に開き，口唇が閉じない．
- 肘を伸ばすときはいつも肩が内旋する．
- 腹臥位での保護的頭部回旋がみられない．
- 哺乳力が弱い．
- 非常に過敏である．
- 泣き声がかん高い．

8. 知的発達の評価

知的発達　運動発達　　　知的発達と運動発達のギャップが大きいと，子どもの意欲や欲求が高くなり，より健側の代償運動が増加する．しかし，連合反応が強まることで，何をしてもうまくいかないため次第にすぐにあきらめるようになる傾向がある．運動発達レベルが低いと知的に低い印象を持ちやすいので，セラピストは年齢相応の問いかけや聞く態度をもっていなければならない．

平衡反応　防御反応　　　知的発達が遅滞し運動発達が先行している子どもでは，平衡反応や防御反応が成熟しきらない傾向をもっている．歩いているMR児（mental retardation）の平衡反応や防御反応は未熟であることが多いことを知っておくべきである．

　また，知的に低く，運動発達レベルも低い場合，母親は子どもを人形のように扱いやすい傾向をもっている．そのため，全介助になり，母親は子どもの反応を待たなくなる．

　知的に低い重症児では不快刺激に対する閾値が高く，積極的に不快刺激を取り除こうとはせず，動くことが少なくなり習慣的な異常姿勢で拘縮を生じる．

●文　献

1) Marylou R Barnes, Carolyn A Crutchfield, Carolyn B Heriza：The Neurophysiological Basis of Patient Treatment. Stokesville Pub, 1982.
2) Milani-Comparetti A, Gidoni EA：Routine development examination in normal and retarded children. *Dev Med Child Neurol*, **9**：631-638, 1967.
3) David J Beitema：A neurological study of newborn infants. *Clinics in Developmental Medicine*, **28**, 1968.
4) 冨田昌夫，額谷一夫（訳）：Right in the Middle. シュプリンガー・フェアラーク東京，1991.
5) Elnora M Gilfoyle, Ann P Grady, Josephine C Moore：Children Adapt. Charles B Slack, 1981.
6) 河村光俊：運動発達障害．石川　斎，武富由雄（編），理学療法技術ガイド，文光堂，1997，p137-142.
7) 坂本吉正：小児神経診断学．金原出版，1978.
8) 菅野卓郎，阿部恒夫：新生児股関節開排角の調査．整形外科，**10**：705-810, 1959.
9) Elain Reade, Leslie Hom, Ann Hallum, Rosalie Lopopolo：Changes in popliteal measurement in infants up to one year of age. *Developmental Medicine & Child Neurology*, **26**：774-780, 1984.
10) 吉永良正：複雑系とは何か．講談社現代新書，1997，東京.

第3章
姿勢と運動の発達

1. 腹臥位姿勢と運動の発達

1) 新生児の腹臥位姿勢と運動

腹臥位 　　腹臥位に寝かせると，頭は保護的頭部回旋により呼吸を確保するために頭部を一側に回旋する．また，瞬間的に頭部を床から挙上することがあるが，多くの時間は頭を床に着けている．全身の活動性が高まると，頭を少し床から持ち上げて反対側に回旋することもできる．at rest の状態では頭の位置が殿部よりも低く，重心が頭側へ移動し，肩，胸部で体重を受けているのが特徴である（**図3-1**）[1]．

kicking 運動 　　新生児の鼠径部は床から離れており，下肢の自発的な kicking 運動でも股関節と膝関節は完全伸展することはない（**図3-2**）．上肢は内転・屈曲し体側に接していることが多く，こぶしがちょうど，新生児の口周辺に触れる位置にくる．そのため，手の口腔周辺への接触刺激が新生児の探索反射 　　探索反射を引き起こし，新生児は手を口でしゃぶる反応をみせる．

　　未熟児の腹臥位では殿部は頭部よりも低く，両下肢は外転し，鼠径部保護的頭部回旋　は床に接し，大腿内側面も床に接している．また頭部の保護的頭部回旋も弱いことが多い（**図3-3**）．

ガラント反射 　　体幹ではガラント反射がみられ，この反射は生後2〜3カ月以降急速

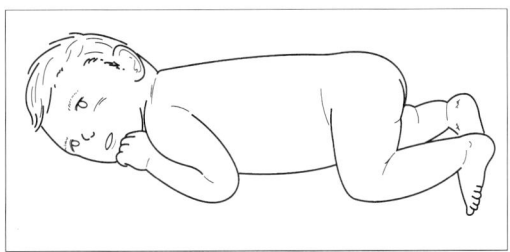

図3-1　成熟新生児の腹臥位姿勢
鼠径部は床から持ち上がり，殿部の位置が高くなる．

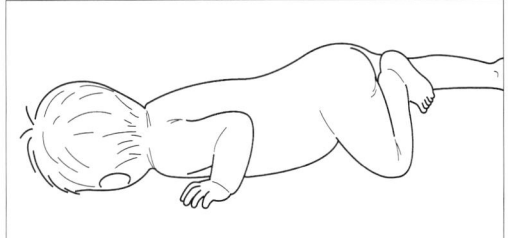

図3-2　新生児のキッキング
顔面と胸部を床につけ，下肢のキッキングが生じる．

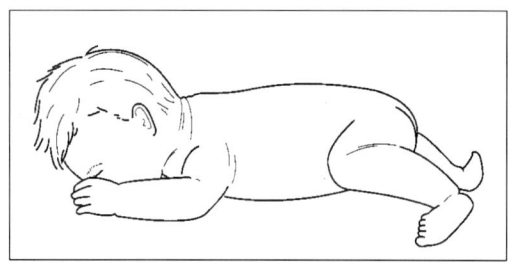

図 3-3 未熟児の腹臥位
　殿部の位置が低く，鼠径部が床に接する．また，抗重力活動も乏しい．

側彎反射　　　　　に弱まる．この反射を Andre-Thomas（フランスの小児神経医）は側彎反射（trunk incurvation reflex）とよんだ[2]．脊柱の横に沿って皮膚刺激を加えると，刺激側の体幹の側屈，下肢の外転，頭の刺激側への側屈が生じる．この反射はあまり診断価値はないとして，新生児の評価から除外している場合がある[3]．

2）1カ月児の腹臥位姿勢と運動

　　　　　　　　頭を床から瞬間的に挙上することができるようになる．頭を挙上して
頭部の動揺　　　静止することが困難で，頭部の動揺がみられる．頭部を床から持ち上げる頸部の伸展活動に伴って口を開くこともこの時期の特徴である．肘関節の位置はまだ肩関節よりも後方に位置している．また，頭部を正中位で挙上することも困難で，どちらか一方に回旋を伴いながら挙上することもこの時期の特徴である（図 3-4）．

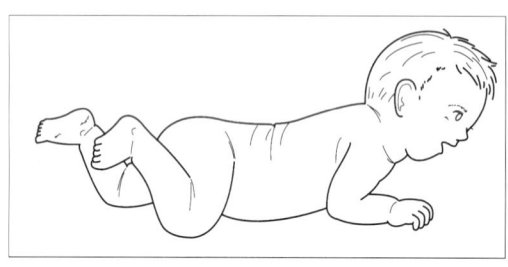

図 3-4 腹臥位で頭を挙上できるが，対称的に正中位で頭を持ち上げることはまだできない．

3）2カ月児の腹臥位姿勢と運動

　　　　　　　　腹臥位に置くと頭を床面に対して約45°まで頭部を挙上できるように
頭の挙上　　　　なる．頭の挙上は1カ月児よりも持続時間は長くなる．また，頭の挙上と回旋運動は目の注視と追視に同期するようになるが，まだ持続した頭の挙上は困難である（図 3-5）．

　　　　　　　　肘の位置はまだ肩関節よりも後方に位置しており，上腕で体重を支える機能は十分発達していない．しかし，肩関節は外転し，肘関節の屈曲
前腕での体重負荷　が少なくなり，前腕での体重負荷が増加している．

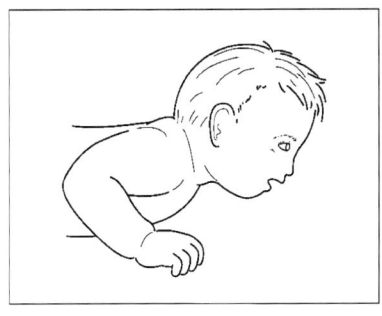

図 3-5 腹臥位で頭を45°挙上し，肩の外転が増加してくる．

4）3カ月児の腹臥位姿勢と運動

固有感覚

3カ月児では前腕で身体を支えるようになる．肘関節は肩関節の直下に位置するようになり，肘関節でしっかり体重を受け，肘関節の固有感覚が発達していく．頭はほぼ90°挙上し，顔面をまっすぐ正面に向けることができるようになる（図3-6）．

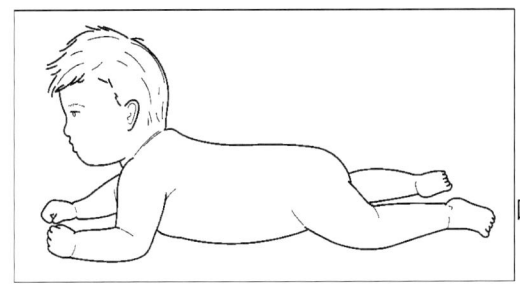

図 3-6 腹臥位でしっかりとした前腕支持が可能となり，顔面は床面に対して垂直となって注視するようになる．

on elbows
puppy position

この段階でやっと鼠径部は床に着くようになる．上腕はやや外転し，前腕で体重を受けるため，この姿勢を on elbows とよぶ．また，仔犬の姿勢に似ているため，puppy position とよぶこともある．

chest off

3カ月児の腹臥位では両肘と頭頂を結ぶ対称的な三角形を形成できるようになる．そして，胸が前から見て見えるようになってくるため chest off とよぶこともある（図3-7）．

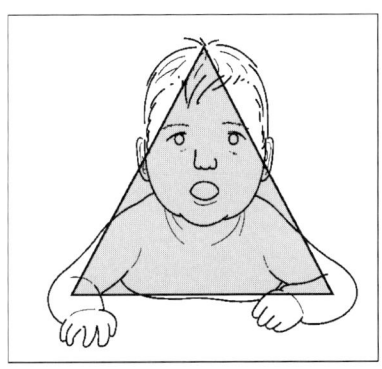

図 3-7 両肘と頭丁を結ぶ二等辺三角形を形成する．

5）4〜5カ月児の腹臥位姿勢と運動

4〜5カ月児ではさらに脊柱を伸展させて床から身体を離そうとする活動が生じてくる[4]．抗重力伸展活動は骨盤まで到達しており，腹部を支持点にした飛行機活動（air plane activity）が盛んになる（図3-8）．飛行機活動では両上肢は外転し，両下肢も外転活動を高めてくる．この活動は将来の立位の準備にもなっており，姿勢パターンは立位と類似している．この段階ではまだハイハイなどの移動はできない．

抗重力伸展活動
飛行機活動

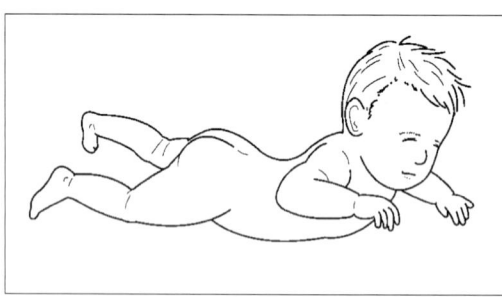

図3-8 腹臥位での飛行機活動とよばれる抗重力伸展活動

この飛行機活動で両上肢を外転し，その結果，肩甲骨は内転し，肩甲骨の固定性が高まっていく．また，腹部を支持点としてこの活動を行うために，腹筋群の収縮性が高まり，横にはみ出していた腹部がはみ出さなくなっていく．これは胸郭部と骨盤部が正しく連結してくることを示している．

この時期の上肢では，肘を伸展して身体を支えるようになってくる．手指は床の上を引っかくような動きをし，このことで手指の分離が進んでいく．また，一側の上肢は屈曲し，他側をより伸展して身体を支える三点支持の姿勢をとるようになる．しかし，最初のうちは不安定なため，バランスを崩して側方に倒れやすく，偶然に背臥位へと寝返りをすることがある（図3-9）．

手指の分離

三点支持

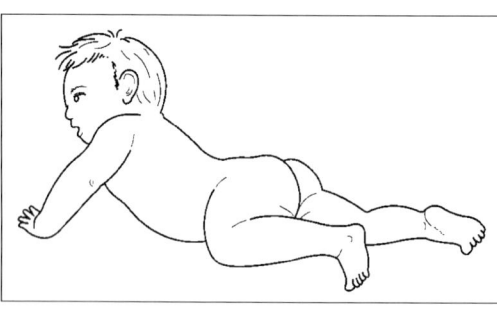

図3-9 腹臥位で一側上肢伸展し，両側下肢を屈曲した三点支持姿勢をとり始める．

6) 6カ月児の腹臥位姿勢と運動

上肢伸展位　腕立て位　　上肢伸展位で腕立て位をとるようになる．この姿勢は飛行機活動に続いて，手を床に降ろしたときにとる姿勢でもある．この姿勢を維持して

抗重力伸展活動　　いるのは脊柱の抗重力伸展活動であり，この姿勢をとることで上肢の伸展筋力も増加していく（**図 3-10**）．

寝返り　　また，6カ月には大きなできごとである「寝返り」が可能になる．寝

平衡反応　　返りができる背景に，乳児の背臥位，腹臥位での平衡反応が完成する最終段階に入っていることを意味している．つまり，背臥位と腹臥位での平衡反応が完成されてくると，スムースに寝返り活動を行うことができるようになる（**図 3-11**）．乳児はこの寝返りで腹臥位になり，これからの移動能力を高めていく出発点となる．

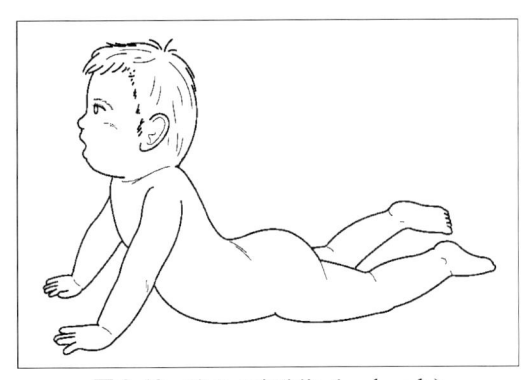

図 3-10　腕立て腹臥位（on hands）

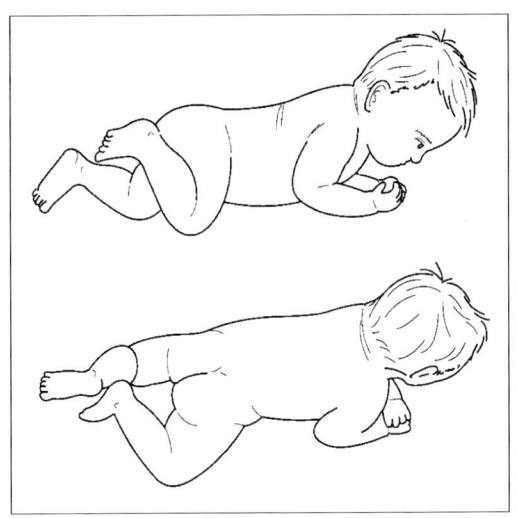

図 3-11　腹臥位と背臥位で平衡をとりながらスムースな寝返り運動が可能となる．

7) 7カ月児の腹臥位姿勢と運動

　　腹臥位で乳児は移動能力を高めていく．腹臥位で最初に腕立て位で両

後ろずさり　　腕を伸展して床を押すことを繰り返すと，乳児は後ろずさりしてしまう．この活動は目の前にある物を手に入れようとして脊柱を伸展し，両手を床から持ち上げて取ろうとするのであるが，両手を床に降ろしたときに両腕を押すために後ろへ下がってしまう．そのため，乳児にしてみれば目的の物からだんだんと遠ざかってしまう結果となる．この目的物から遠ざかる活動はいつまでも長く続くことはない．

上肢のリーチ活動　　乳児の移動のきっかけをつくる活動は上肢のリーチ活動である．乳児

は腹臥位で見える物に対して手を伸ばしてくる．手を伸ばしても届かない距離にあるものに対しても手を伸ばしてくる．このリーチ活動が腹臥位で側方に起こると腹部を軸にして回転する活動が起こる．これをピボット（pivot）活動とよんでいる．

ピボット活動

リーチ機能と体幹の機能の向上に伴ってハイハイを交互性に行うことができるようになる．これはピボット活動により体幹の伸展と回旋の要素が発達したことによる．

8) 9〜10カ月の腹臥位姿勢と運動

四つ這い位

腹臥位から四つ這い位になり前進する．これからの約3カ月間は四つ這い位を中心にして体幹を垂直位へ持ち上げることに費やす．

座位

また，自由に座位から腹臥位に移ったり，腹臥位から座位に移ることが可能となる．このように体幹を回旋させ，次から次へと姿勢を変換できる時期に入っていく．いくつかの姿勢が連鎖して変化するため連鎖反応（chain reaction）とよぶことがある．

連鎖反応

四つ這いで移動する場合，初期には3点支持で片手を床から持ち上げ，床から離した腕を前に着いていき，反対側の下肢がほぼ同時に前に出てくる．四つ這いのスピードが速くなってくると対角線状の上肢と下肢が同時に前に動き，二点支持で移動するようになる．

二点支持

正常な四つ這いでは前に持ち上げた手はしっかりと背屈するため，手掌部が前から見える（**図3-12**）．しかし，痙直型両麻痺や四肢麻痺の四つ這いでは上肢の挙上と手の背屈が不十分なため手掌部は見えにくくなる．

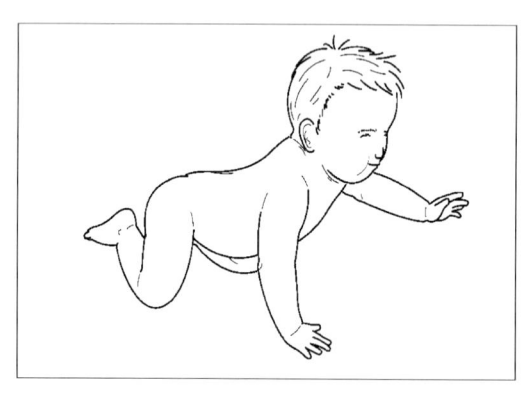

図3-12 四つ這いの動作のなかにみられるリーチ動作

9) 12〜13カ月の腹臥位姿勢と運動

高這い

四つ這いから膝を伸展し，足底と手掌を床につけて高這いの活動に変わってくる（**図3-13**）．直立姿勢をとり，上肢が自由に動かせるようになるまで，この時期には四つ這いと高這い活動が混在する．また，つたい

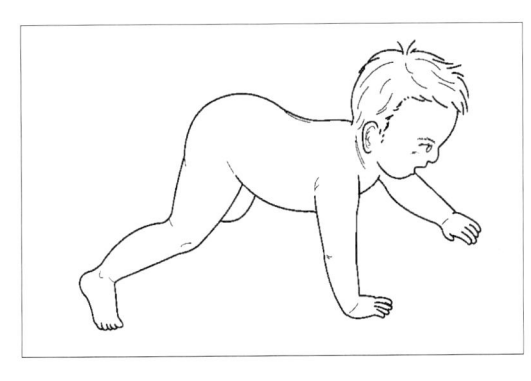

図 3-13 高這い

歩きや一人歩きができるようになってからでも，急ぐときには四つ這いや高這いで移動する．このように獲得している動作よりも下位レベルの姿勢や運動を用いて活動することを退行現象とよんでいる．この退行現象は発達の過程で頻回に観察することができる．

退行現象

2．背臥位姿勢と運動の発達

1）新生児の姿勢と運動

屈曲優位姿勢　　　胎児姿勢の続きで全身の屈曲優位姿勢をとる．頭は前後径が長く，一方に回旋して安定している．まだ頭の抗重力活動が未成熟なため，頭を正中位に保持することはできない（図3-14）．

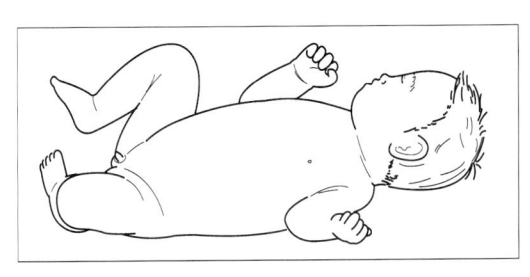

図 3-14　成熟新生児

探索反射　　　この時期には探索反射（rooting reflex）が口腔周辺への触覚刺激により起こりやすく，頭の自由な左右への回旋能力の基礎となり，前庭迷路への自己刺激となる．

モロー反射　　　上肢はモロー反射により上肢の外転・伸展運動が生じるが，普段は内転，屈曲位をとっている．

kicking　　　下肢はkicking（キッキング）を覚醒時には盛んにみせるが，完全に伸展することはなく，空を蹴る．

新生児は覚醒と睡眠のリズムにより姿勢の変化が生じる．安定した状態では手は口のそばに近づき，探索反射を引き起こしてくる．このよう

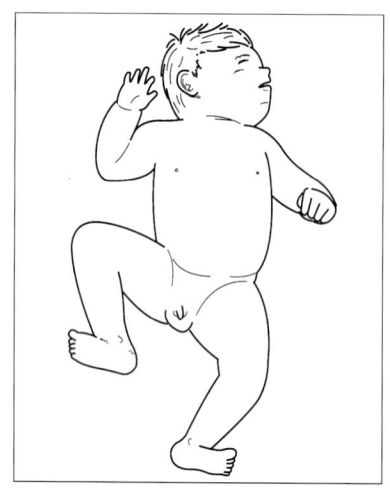

図 3-15 成熟新生児 ATNR 姿勢

身体像　　　　　　　　に口を中心に乳児は身体像（body image）を発達させていく．

2）1カ月児の背臥位姿勢と運動

非対称性緊張性頸反射　　全身の屈曲優位姿勢が非対称性緊張性頸反射（asymmetrical tonic neck reflex：ATNR）により姿勢が変化してくる（図3-15）．ATNR は正常では決して強制的ではなく，顔面側の上肢を屈曲することができる．非対称性頸反射は顔面側の身体に伸筋優位，後頭側の身体に屈筋優位となる．この筋緊張の分布に非対称が生じることで全身の自発運動が生じやすくなる．また，ATNR の影響により手が新生児の視野に入ってくるため，自分の手を見つめる最初の機会となる．

　正常な ATNR は非定型的，部分的，非強制的である．つまり，頸部の回旋に伴って必ずしもこの姿勢をとるわけではなく（非定型的），上肢だけが ATNR 姿勢をとるが下肢は影響を受けない（部分的）こともあり，ATNR 姿勢をとっていても顔面側上肢を屈曲して手を口に運ぶこともできる（非強制的）．一方，異常な ATNR は定型的，全身的，強制的となる．

3）3カ月児の背臥位姿勢と運動

　ATNR の影響は減少してくる．頭は頸部の左右への回旋が可能になり，中間位を保持するようになってくる．頸部の左右への回旋が可能になり，追視範囲も180°に拡大し，頭を正中位に保持することが可能になるため，両眼視機能が発達していく．

正中位指向　　　　　　　3カ月は対称的な姿勢の発達の出発点でもあり，発達の重要な指標（milestone）である正中位指向（midline orientation）が始まる（図3-16）．この正中位指向は乳児が自分の身体の左右が初めて出会う重要な機

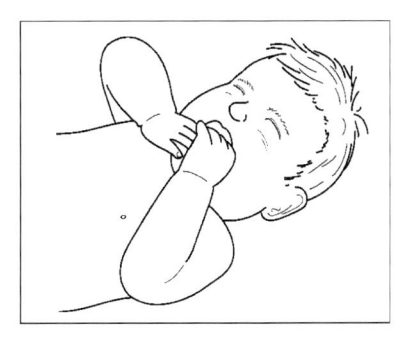

図3-16 3カ月正常児の正中位指向

能として位置づけられているが新生児期にも上肢のランダムな動きのなかに偶発的に両手が触れ合うことが観察できる．

この時期の正中位活動は肩関節周囲筋の発達に支えられており，中枢部が安定してくるため，これまでにみられた上肢のランダムな動きは減少してくる．

4） 4～6カ月児の背臥位姿勢と運動

骨盤の傾斜運動　　骨盤の傾斜運動が活発になり始める．背臥位における抗重力屈曲活動である骨盤の後傾運動により，膝が乳児の視野に入ってくるようになる．乳児は自分の視野に入ってくる物はなんでも触れてみたくなる．そのため，手と膝の接触が生じる（図3-17）．

膝窩角　　骨盤の傾斜運動はさらに活発になっていく．骨盤の後傾に伴い膝窩角は拡大していく．そして，手と足の接触が始まり，足を手でつかみ口に運んでしゃぶるようになる（図3-18）．背臥位で手と足の接触活動が盛んになると，背中での支持面が狭くなり，側方に転がりやすくなる．この

体軸内回旋　　時期は体軸内回旋が活発になる時期と一致しており，側方に転がったと

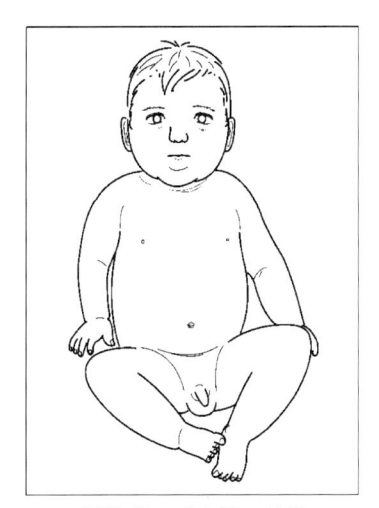

図3-17 手と膝の接触

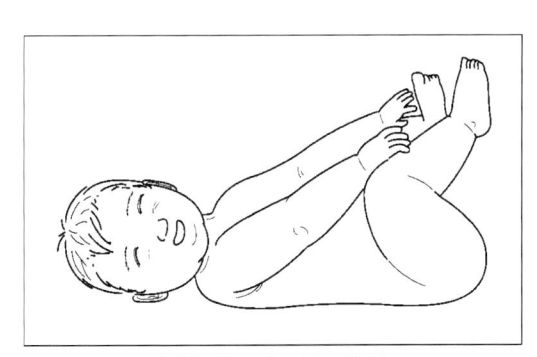

図3-18 手と足の接触

きに偶然に寝返ってしまうことがある．この体軸内回旋はこれから先，乳児が自分の身体の姿勢変換をするために重要な役割を果たしていく．

ブリッジ活動　　また，背臥位では両足もしくは片足を床に着け，殿部を床から持ち上げるブリッジ活動とよばれる抗重力活動もみせる．この活動も支持面が狭くなり，側方に転がることが多く，同様に寝返り運動を引き起こす．

この手と足の接触姿勢を時計回りで90°回転して眺めると長座位姿勢に類似している．新生児期の全身の屈曲優位な姿勢から脊柱伸展，股関節屈曲，膝の伸展の組み合わせが可能になってきている(**図3-19**)．この分離　　ように異なる要素が組み合わさっていくことを分離とよぶ．

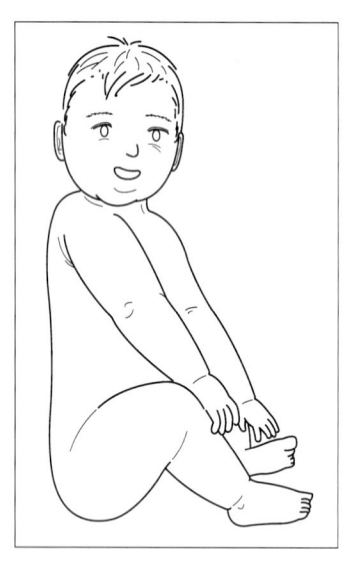

図3-19　背臥位姿勢の中に座位姿勢と類似した姿勢パターンが座位獲得以前に出現する．

5）8カ月児の背臥位姿勢と運動

生理的多動　　この時期から生理的多動（physiological hyper kinetic）とよばれる時期に突入していく．覚醒しているあいだじっとしていることはなく，絶えず動き回っている．静かになったときは腹臥位で寝ているときぐらいである．すなわち，寝返り，ハイハイ，四つ這いと姿勢を変え，背臥位を好まなくなる．おむつ換えで母親が苦労するのもこの時期の特徴である．知的運動発達　　この時期に背臥位を好むようであれば知的運動発達に問題があるといえる．

3．座位の発達

座位の発達　　座位の発達では乳児の脊柱が重力に抗して伸展していく過程を観察することが重要である．座位の発達は大きく3つの段階に分けることがで

きる．最初の第1段階は乳児を座位に置いても支えていなければ倒れてしまう．第2段階は乳児を座位に置くと，短時間ですぐ自分で座位姿勢を保つことがでる．しかし，自分から座ってくることはできない．次の第3段階では乳児は腹臥位から一人で座位姿勢へ起き上がってくるようになる[5,6]．

1）第1段階〜第2段階（新生児期から生後5カ月）（図3-20）

(1) 新生児期の座位姿勢と運動

砂袋のように脊柱を丸くし全体的に沈み込んでいる．脊柱は一様に丸く生理的な脊柱のカーブはまだ完成されていない．頭は重力に抗して持ち上げようとするが，すぐに頭を落としてしまう．全身の屈曲優位のため，膝は強く屈曲している．これから先，膝は徐々に伸展していく．

屈曲優位

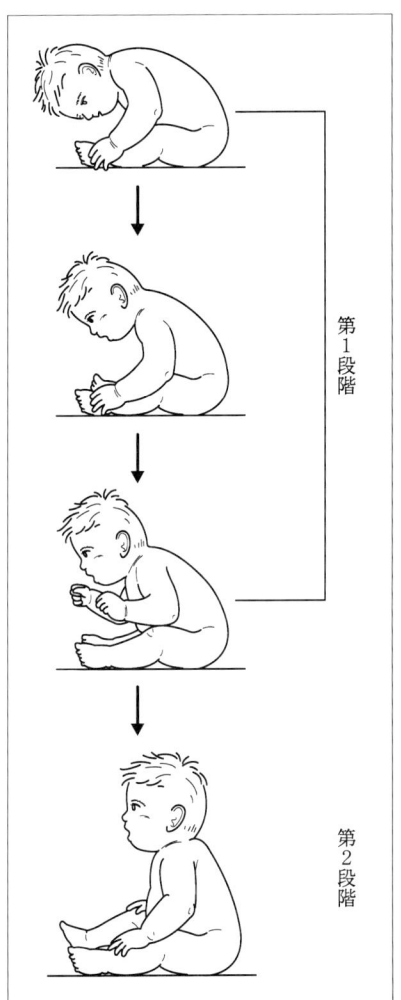

図 3-20 座位の発達

(2) 2カ月児の座位姿勢と運動

抗重力伸展　　頸部の抗重力伸展の発達に伴い，上部脊柱まで伸展してくる．頭の持ち上げはさらに強くなり挙上しようとするが，まだ対称的に持ち上げることはできない．腹臥位での頭の挙上もこの段階では非対称的に挙上する．まだ身体を支えていないと倒れてしまう．

(3) 3カ月児の座位姿勢と運動

抗重力伸展活動　　頸部の抗重力伸展活動はさらに発達し，頭を正中位で持ち上げることができるようになる．そのため，顔面を正面に向け前方を見るようになる．脊柱の抗重力伸展は胸椎下部まで進んできている．

座位を保つために手を支持に使用することはまだできていない．そのため，まだ支えを必要とする．

(4) 4～5カ月児の座位姿勢と運動

まだ支えが必要な段階であるが，脊柱の伸展活動が活発になってくるため，後方に転倒する危険性が高い段階である．

2) 第2段階

(1) 6カ月児の座位姿勢と運動

一人では座位に起き上がってこれないが，座位に置くと前に手をついて支えて，少しのあいだは座位を保てるようになる．

脊柱の抗重力伸展活動は腰椎まで達しているが腰椎下部はまだ屈曲が残っている．この時期に前で支えている手を床から離すと転倒してしまう．そのため，一人で床に向かって腹臥位に戻ることはできない．

(2) 7～8カ月児の座位姿勢と運動

この時期は腹臥位でハイハイを始めるころであるが，まだ一人で床から座ってくることはできない．しかし，身体を回旋させ側臥位で肘と骨

三点支持　　盤と足の三点支持の姿勢をとるようになる（図3-21）．この姿勢は次の起

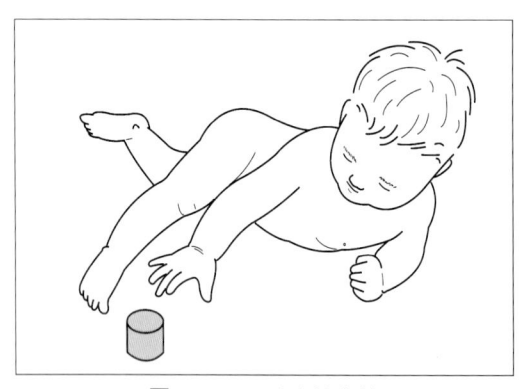

図3-21　三点支持姿勢

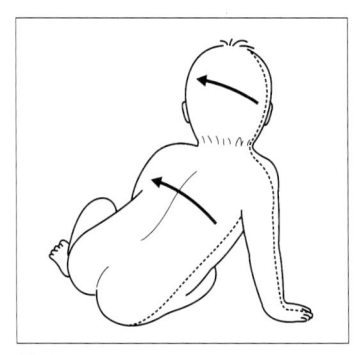

図3-22　座位における側方への手の支えと，側方への立ち直り反応

き上がりへと続く基礎となる．

ring sitting 姿勢　　座位姿勢に置くと足を前に投げ出した ring sitting 姿勢をとり，膝の屈曲は減少してきている．また，手の支えは前から横へと広がっていく．そのため，側方に傾いても横に手をついて支え，頭と体幹を側屈させ正中位に戻るようになる（図3-22）．

身体の立ち直り反応
視性立ち直り反応
迷路性立ち直り反応

　　この頭の側屈反応は頭に働く身体の立ち直り反応と視性立ち直り反応と迷路性立ち直り反応が協同して働くことによる．

3）第3段階

9〜10カ月児の座位姿勢と運動

　　この段階では一人で床から上肢の支持を用い，起き上がって座れるようになってくる．腹臥位から四つ這い位姿勢になり，骨盤の回旋によりお尻を床につけ，身体の回旋により ring sitting へ移行していく．

ring sitting

　　この段階では座位において両手を離して姿勢を保つことが可能になる．座位姿勢において上肢が支持の役目から解放されて，両手が初めて自由になる段階である（図3-23）．上肢の支持はこの段階になると，前方，側方，後方へ可能になり，乳児の身体の360°に安全性が確保される．そのため，乳児は座位を中継点としてハイハイ，四つ這い，つかまり立ちをし，生理的多動とよばれる時期に突入する．

生理的多動

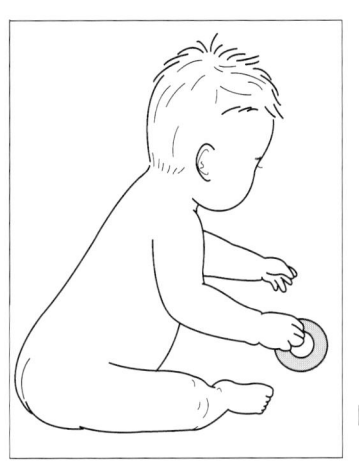

図3-23　十分脊柱が伸展し，両手を自由に使って遊べるようになる．

4．立位と歩行の発達

1）新生児期

　　新生児を腋窩で支え，足底を床につけると下肢をつっぱり部分的に体重を支えるが，全体重を支えることはできない．また，立位では股関節

図 3-24　初期歩行

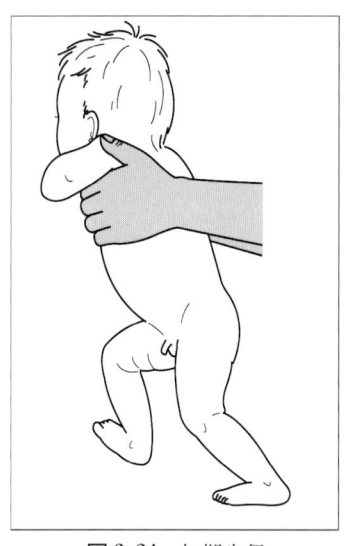

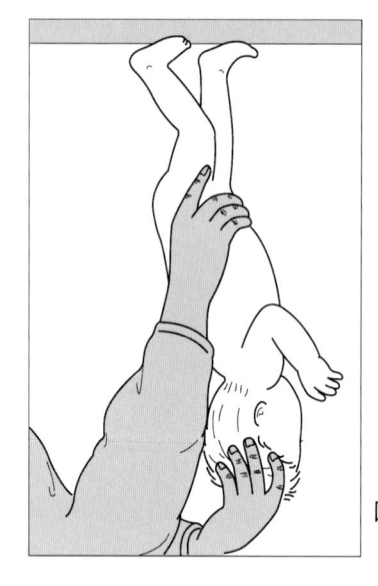

図 3-25　天井で誘発される初期歩行

初期起立　　と膝関節の屈曲が残る．このように新生児が起立することを初期起立（primary standing）とよんでいる．

　また，起立位をとらせてから身体を前傾させると，下肢を交互に踏み
初期歩行　　出し，あたかも歩いているような行動を示す．これを初期歩行（primary walking）とよんでいる（**図 3-24**）．この初期歩行のパターンは乳児が1歳以降に獲得する歩行とは異質なものと考えられる．すなわち，初期歩行では遊脚の下肢は過剰な股，膝，足関節の屈曲を示し，立脚の下肢は完全に伸展することはない．

　初期起立と初期歩行は足底に圧刺激が加わることでどのような状況でも出現する．たとえば壁や天井などに乳児の足底を押し当てると，乳児は足をつっぱり，そして前傾させると足を踏み出すことが知られている（**図 3-25**）．そのため，初期起立と初期歩行は将来の歩行機能の基礎として存在するのではなく，胎児が出産に向けて頭を子宮口に向けて姿勢変換するために機能しているという説がある．

2）失立・失歩行期（astasia-abasia）

　生後2～3ヵ月では乳児を立たせようとしても，下肢をつっぱらなく
失立　　　　なり体重を受けなくなる．新生児期に立てたのに起立不能になるため失
失歩行　　　立（astasia）とよばれ，また初期歩行のように歩かなくなる失歩行（abasia）とよばれる時期に入っていく（**図 3-26**）．

3）下肢への加重の始まり

　4～5ヵ月になると腋窩で支えると少しのあいだ，体重負荷を始めて

図 3-26 失立

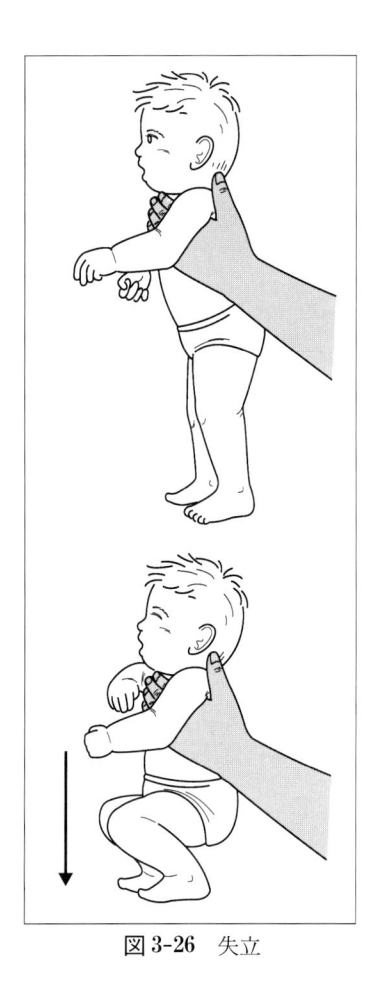

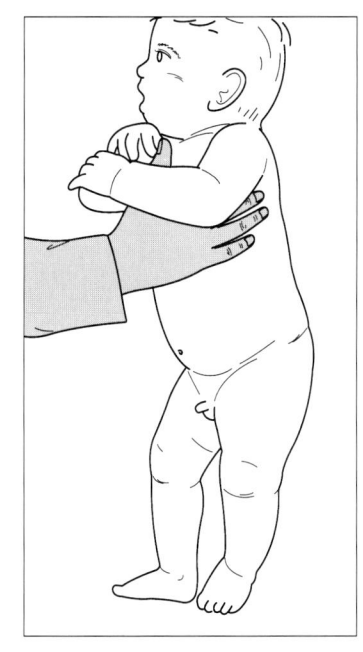

図 3-27 支えられて少しの時間起立位をとれるようになる．

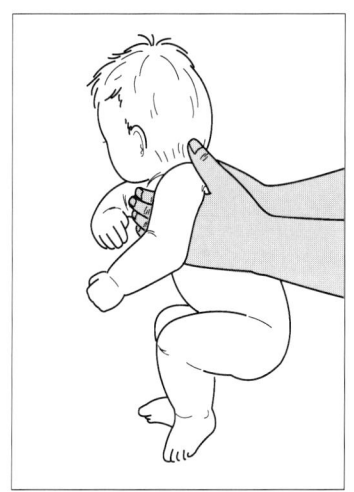

図 3-28 jumping stage

くる．しかし，全体重を支えることはできず，足趾は屈曲しがちで片足を持ち上げることがある．また，立位姿勢では股関節と膝関節の軽度屈曲がまだみられるのが特徴である（図 3-27）．

4) jumping stage

jumping stage

生後 6～7 カ月になると起立位に保持すると下肢を伸展し，十分体重を負荷するようになる．また，この時期は活発に飛び跳ねることが特徴で，jumping stage とよばれることがある（図 3-28）．

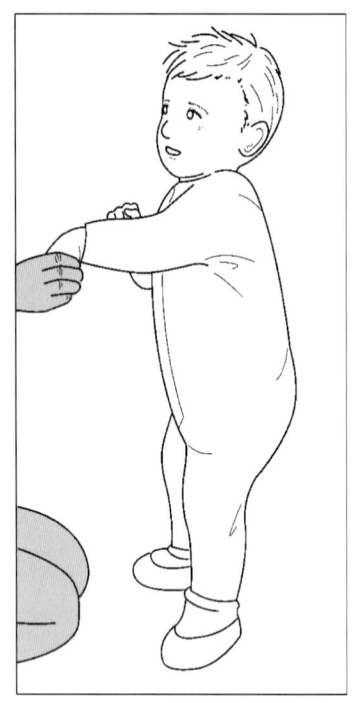

図 3-29　bilateral weight bearing

5) bilateral weight bearing

bilateral weight bearing　生後8〜9カ月では飛び跳ねることはしなくなる．このころになると両手で物をつかんで立位を保つようになる（図3-29）．しかし，まだ一人ではしゃがむことはできない．これは股関節，膝関節での体重を負荷した状態でスムースに動かすことができないためである．この体重を負荷

mobile weight bearing　して関節を動かす能力を mobile weight bearing とよぶ．また，最近よく使われている用語の closed kinetic と同じ意味である．

6) sequences to standing[7]

(1) pull-up sequence

sequences to standing
pull-up sequence　生後9〜10カ月になると物につかまり直線的に起立するようになる．まだ片足での体重負荷機能が十分発達していないため，両足同時に使って起立しようとする（図3-30）．

つかまり立ち　まだこの時期でも膝の mobile weight bearing 機能が十分でないため，つかまり立ちができてもしゃがむことができない．そのため，助けを求めて泣き出すか（図3-31），尻餅をついてしまうか，最悪の場合には後方へ転倒して頭を叩打することがある．

(2) cruising（つかまり歩き）

生後11〜12カ月になると，物につかまり横へつたい歩きができるよう

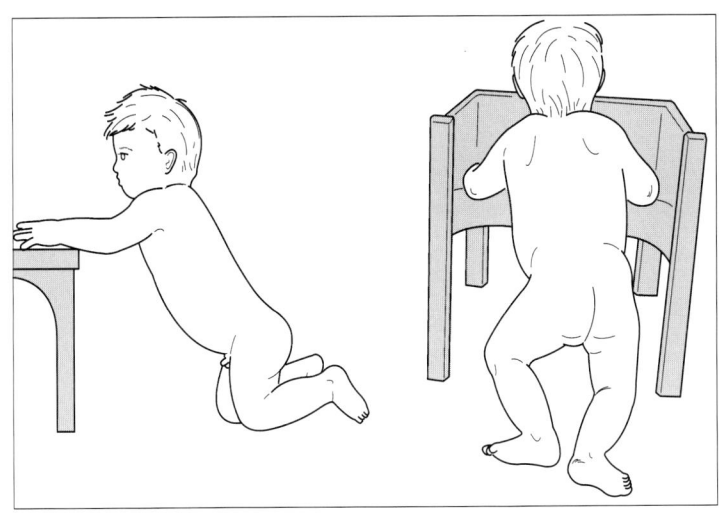

図3-30　直線的な起立

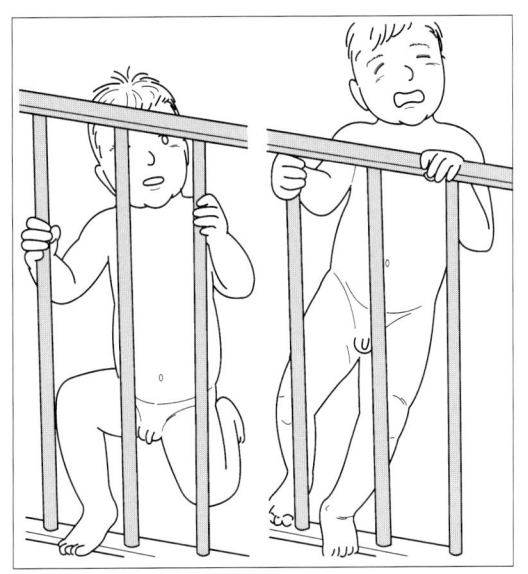

図3-31　つかまり立ちができてもしゃがめず泣き出しているところ

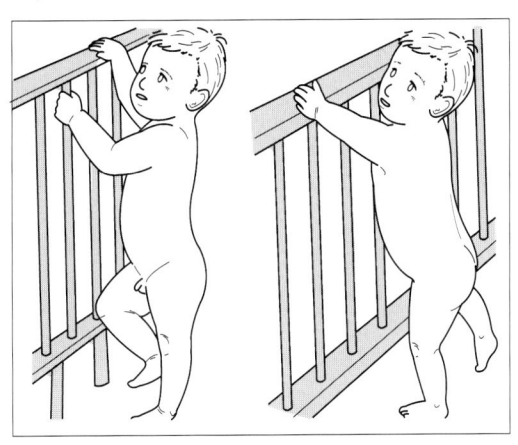

図3-32　つかまり歩き

つかまり歩き

ステップ反応

になる(図3-32).つかまり立ちからつかまり歩きへ乳児を促すのは,上肢のリーチ機能である.つまり手を物にリーチすることにより下肢では体重移動が生じ,より一側に体重が移ると他側の下肢のステップ反応が生じ,最初の一歩となる.

　乳児は初め連続した物でつかまり歩きをするが,脊柱の重力に抗した伸展機能が高まるにつれて,脊柱の伸展と回旋を組み合わせることができるようになってくる.そうなると,離れた物へ身体の向きを変えてつかまり歩きをするようになる.この離れた物へのつかまり歩きをしてい

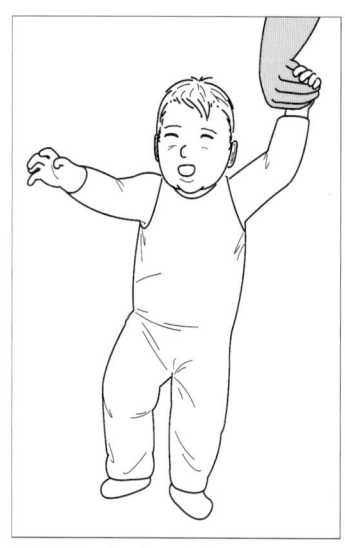

図3-33 片手で支えられたつかまり歩き

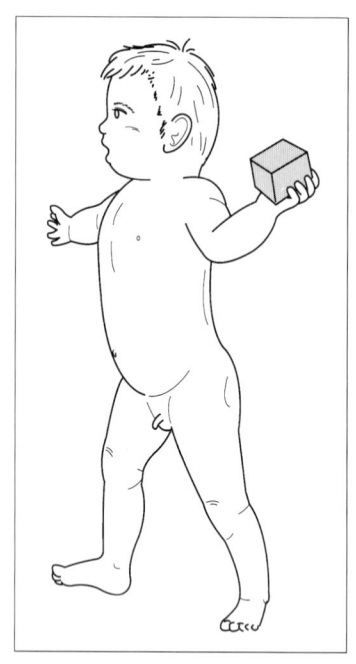

図3-34 上肢を挙上した歩行姿勢

るときに，偶然に両手が離れて一人立ちが出現する．物につかまらずに立位を保つ最初の偶然のできごとといえる．この状況はまた，つかまり立ちをしていて，両手で物をつかみ遊びだすときにも出現する．

離れた物へつかまり歩きができるようになると，片手を支えられれば歩くことができるようになる（図3-33）．それ以前では，支えられた手を支点にして身体が回転してしまうことがある．

(3) walking（一人歩き）

生後12〜13カ月ごろ一人で床から起立し，一人で数歩，歩くことができるようになる．しかし，急ぐときには四つ這いに戻る（退行現象）．一人歩き初期では脊柱の抗重力伸展をさらに強めるために上肢を伸展し，肩甲骨を固定しようとする．また，両下肢を広く外転して立位の基底面を広くとり安定した姿勢を確保しようとする（図3-34）．

一人歩き初期では，立位から最初のステップを前に振り出すとき，他側の下肢で全体重を受けなければならないため，乳児は下肢の伸展と脊柱の伸展を高めなければ崩れてしまう．そのため上肢を挙上し，下肢の伸展を全身を使って強める（図3-35）．

歩行初期には上肢を挙上した姿勢で，両下肢を外転して基底面を広くとった歩行をする．この姿勢を high guard posture とよぶ．次第に上肢は下がっていき，middle guard へ，そして最後に low guard となっていく．上肢の位置が low guard になるのは生後約18カ月である．また，low guard になると歩行中の上肢の交互の振りが出現してくる（図3-36）．

退行現象　一人歩き

high guard posture
middle guard
low guard

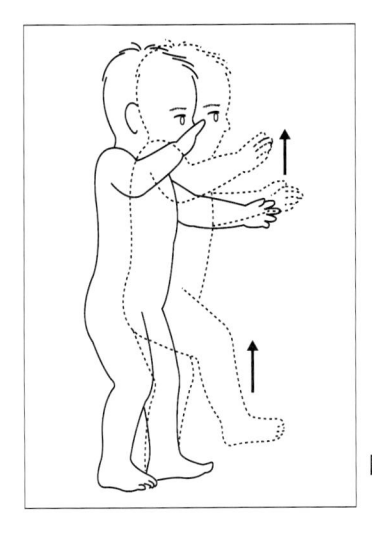

図 3-35 下肢のステップに伴う上肢の挙上

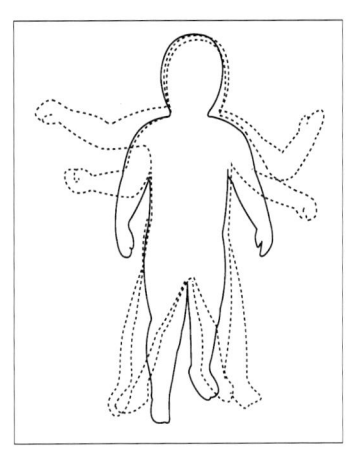

図 3-36 high guard, middle guard, low guard

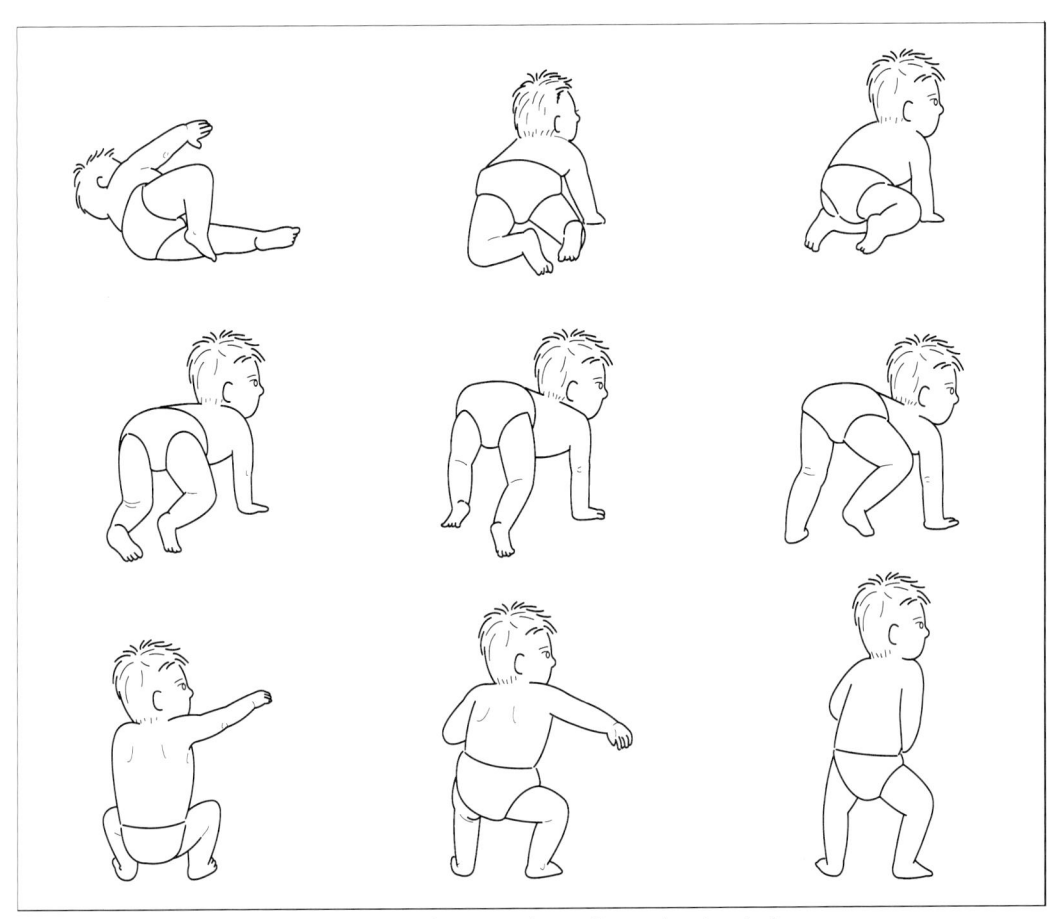

図 3-37 complete rotation を使った床からの起立

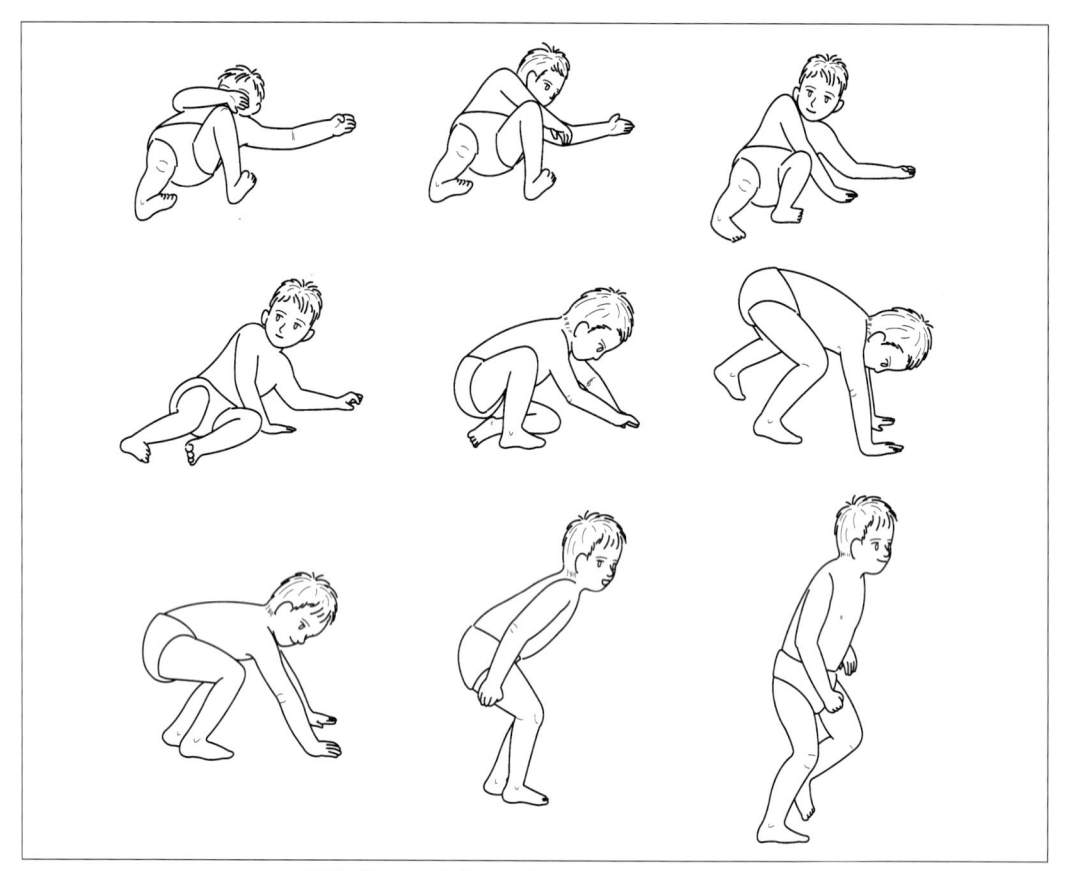

図 3-38　partial-complete rotation sequence

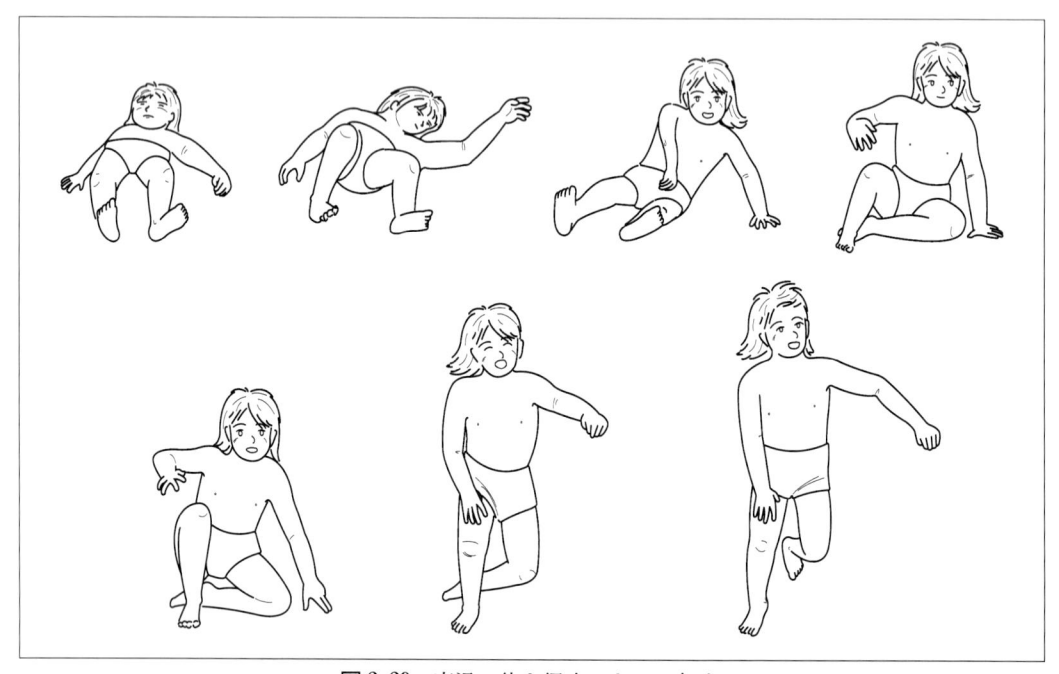

図 3-39　高這い位を経由しないで起立

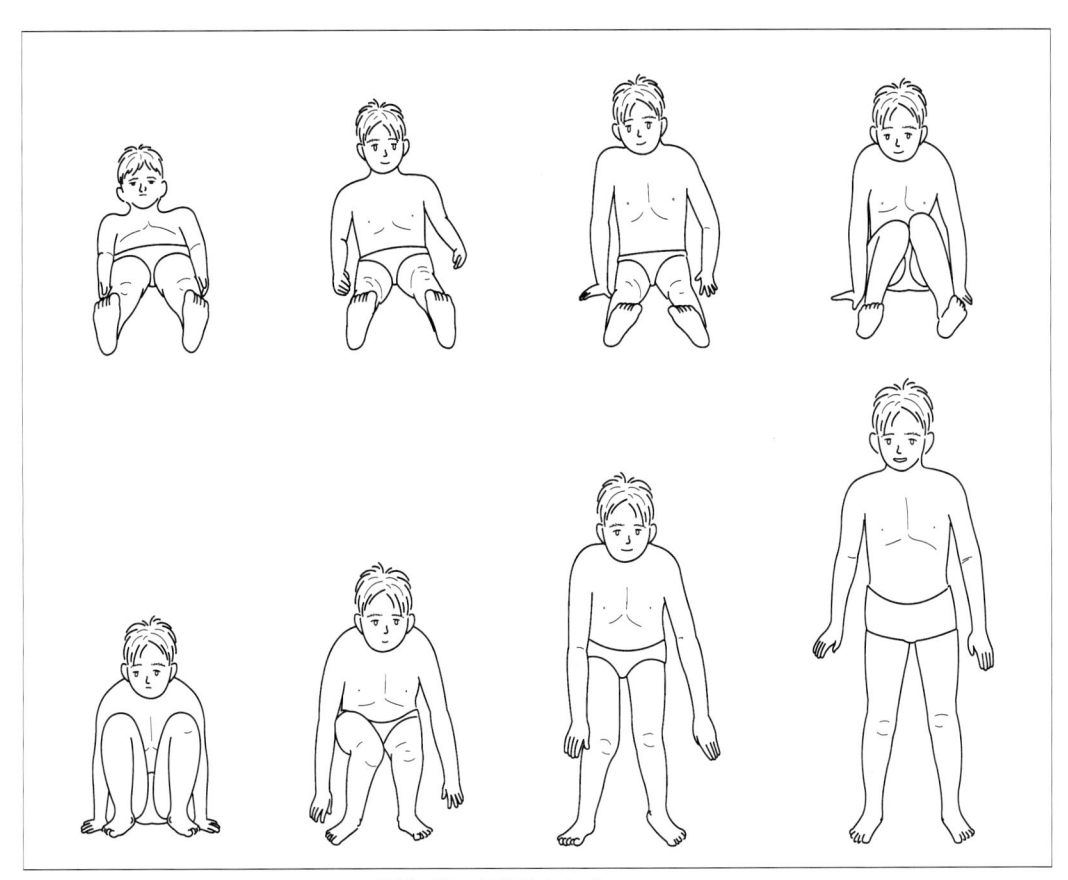

図 3-40　対称的な起立パターン

　床からの起立パターンでは初期には完全な回旋を背臥位から起こし，腹臥位になってから四つ這い位，高這い位をとりバランスをとりながら起立していく（図 3-37）．

　しだいに起立パターンは変化していき，完全に腹臥位まで回旋することなく，背臥位から半回旋し，座位に起き上がり，そこから起立するが，まだいったん高這い位の姿勢をとる（図 3-38）．

　生後 2 歳ごろでは起立するまで高這い位を経由しなくなり，座位から片膝を立てて起立するようになる（図 3-39）．

　さらに 6 歳ごろでは対称的に背臥位から起き上がり，さらに体幹の回旋を入れずに対称的に起立することが可能となる（図 3-40）．

7) 1 歳 6 カ月以降の立位・歩行の発達[8]

(1) 1 歳 6 カ月

　腕を下げて歩くことができ，たまにしか倒れない．また膝関節をあまり動かさずに，ぎこちなく走る．階段では片手の支持がまだ必要である

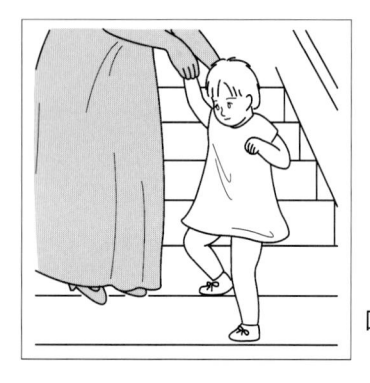

図 3-41 階段の昇降では片手の支持が必要

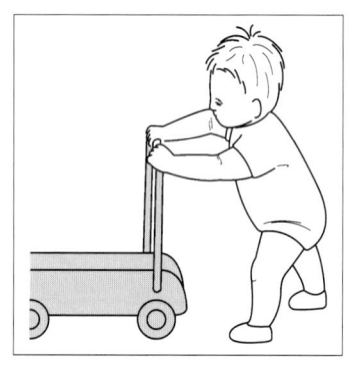

図 3-42 押し車を押したり引いたりして遊ぶ．

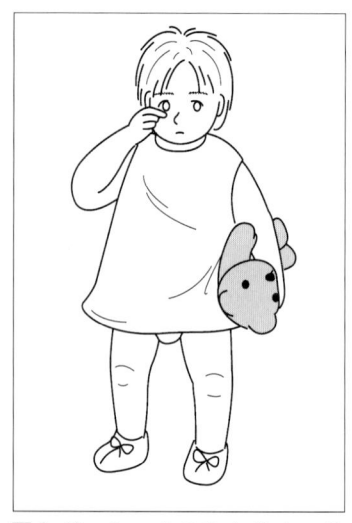

図 3-43 ぬいぐるみを抱えて歩く子ども．

（図 3-41）．

　この時期は箱や車のついた玩具を押したり，引いたりして遊ぶことを好む（図 3-42）．また大きなぬいぐるみや人形を抱えて歩くことを好む（図 3-43）．そして，立位からしゃがんで床の玩具を取ることができる（図 3-44）．

　階段を一人で降りるときには後ろ向きに這ったり，前向きで座り尻をつきながら降りる．

(2) 2歳

　この時期には倒れないでよく走るようになる．また，歩くことよりも走ることが多い時期である．階段の昇降では手すりを伝って，一人で階段を昇降できるようになる（図 3-45）．

　両脚で一歩ジャンプするようになる．また，床でしゃがんでよく遊ぶようになる．また，ボールを蹴って前に進めるようになる（図 3-46）．

　三輪車に乗って遊ぶが，まだペダルをこぐことができず，三輪車にまたがって足で床を蹴りながら進む（図 3-47）．

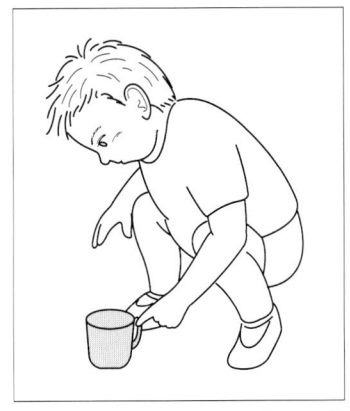

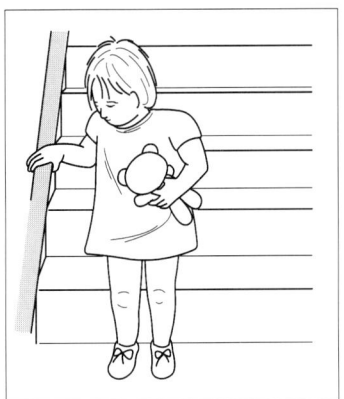

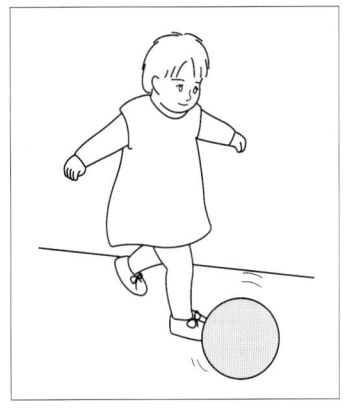

図 3-44 立位からしゃがんで物をとれるようになる．

図 3-45 手すりを持ち，一人で階段を昇降できる．

図 3-46 ボールを蹴りながら前に進む．

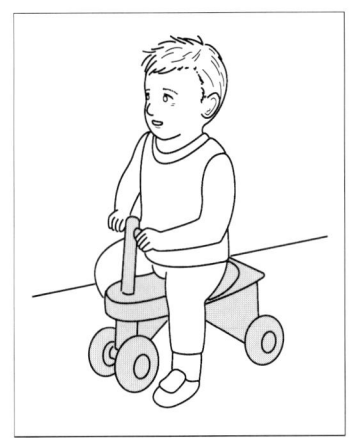

図 3-47 三輪車のペダル操作がむずかしいため，床を蹴って進む．

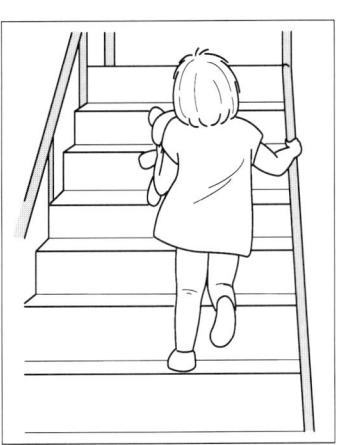

図 3-48 階段を交互に昇れるようになる．

図 3-49 15〜20cm の高さから飛び降りができる．

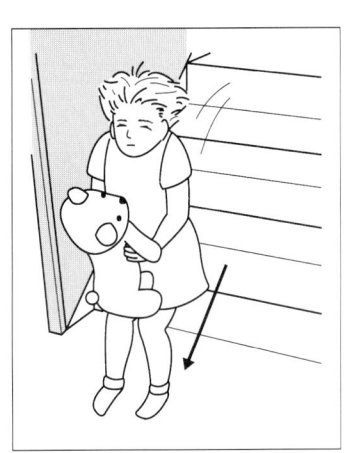

(3) **3 歳**

3歳になるとうまく走れるようになる．階段は両下肢を交互に踏み出して昇ることができるようになるが，降りるときには同じ段に両下肢をそろえて一段ずつ降りる（**図 3-48**）．つま先で歩いたり，15〜20cm の高さからジャンプして飛び降りることができる（**図 3-49**）．また，三輪車のペダルを操作することができるようになる．

(4) **3 歳 6 カ月**

2秒間，片脚立ちができる（**図 3-50**）．

(5) **4 歳**

4歳ではつま先で立ったり，歩いたり，走ったりできる．利き足でけんけん（hopping）をしたり，3〜5秒間片脚立ちでバランスをとること

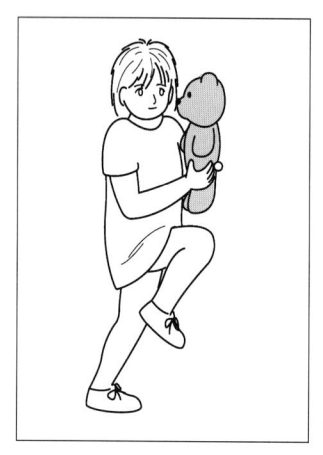

図 3-50　2秒間の片脚立ち

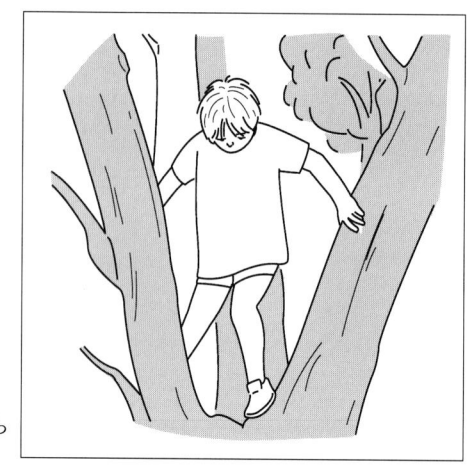

図 3-51　木登りを好む．

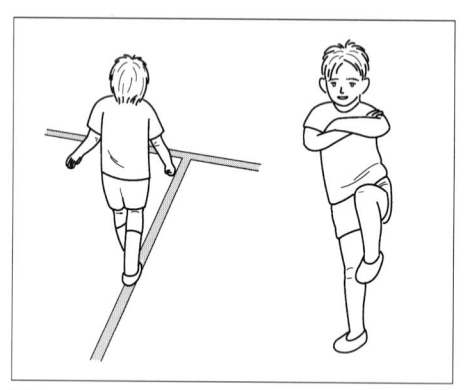

図 3-52　細い線に沿って歩け，片脚でのバランスが上達している．

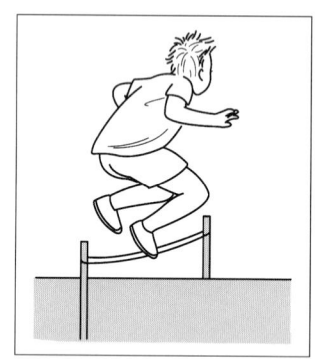

図 3-53　高さ25cmのロープを飛び越えることができる．

ができるようになる．床の物を取るときに膝を伸展したまま，腰をかがめて拾い上げることができるようになる．この時期では木や梯子に登ることを好む（図 3-51）．また，階段の昇降は交互にできるようになる．そして，三輪車の方向操作が上達する．

(6)　5歳

8～10秒間，片脚立ちでバランスをとることができるようになる．また，どちらの脚でも2～3m前にジャンプができ，スキップも可能となる．

リズムに合わせて動くことができるようになる．そして細い線に沿って歩けるようにもなる（図 3-52）．

(7)　6歳

この時期では25cmの高さのロープを飛び越えることができるようになる（図 3-53）．また石を蹴りながら1～3回けんけんができるようにな

る．また，室内で12回くらいスキップができ，縄跳びでは3回以上跳べるようになる．

(8) 7歳

階段の下から4段目から飛び降りることができるようになる．石を蹴りながら4回以上けんけんができ，12回以上スキップが可能になる．また，自転車にも乗れるようになってくる．

(9) 8歳

戸外で20回以上，自在にスキップができるようになる．また，安全な場所で補助なしで自転車を乗りこなすことが可能になる[9]．

5．手指機能の発達

把握反射　　新生児の緊張性の把握反射が優勢な時期では，手指の屈曲と肘の屈曲が同期して生じるため，手掌に触覚刺激を入れると，新生児は腕を引っ

牽引反射　　込めてくる．また，腕を伸ばすように索引を加えると手指の屈曲を生じてくる．そのため，牽引反射ともよばれている．新生児の手に把握する反射だけが存在しているとしたら，私たちの手指は屈曲拘縮を生じてし

二重システム　まうかもしれない．しかし，二重システム（dual system）とよばれる相反するものが絶えず存在する事実がある．交感神経と副交感神経，摂取と排泄，開眼と閉眼，開口と閉口，上半身と下半身，吸うと吹く，上と下，中と外，などなど多くみられる．同様に手には握る反射と開く反射が存在している．手指を開く反射は逃避反射（avoidance reaction）（図

逃避反射　　3-54）とよばれている．

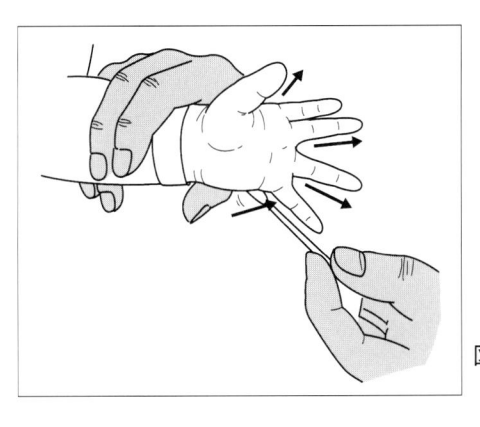

図3-54　逃避反射（avoidance reaction）

この逃避反射は軽い触覚刺激を尺側縁に末梢に向かって与えると出現する．この反射は子どものボール投げのときの手を観察することでも確認できる．すなわち，未熟な段階では投球と同時に大きく手指を開いて

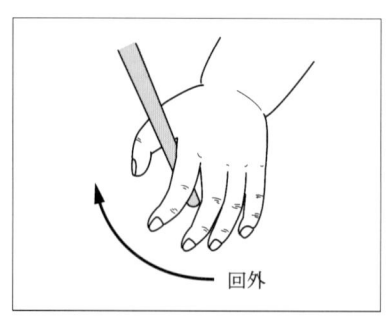

図 3-55 触覚指向（橈側）

しまうが，正確に相手に向かって投げることができるようになる 6 歳ごろでは投球後の手の開きは減少してくる．

1）hand orientation

4～6 ヵ月になると，手掌の橈側への刺激が前腕の回外運動を起こしてくる．おおよそ 1 ヵ月遅れて尺側への刺激で回内運動を起こすようになってくる．この反応は視覚の関与はない（図 3-55）．

2）hand orientation と grope

6～8 ヵ月では orientation と grope が始まる．grope とは手探りをし，離れた刺激を追いかけるように動くことで，この反応も視覚は関与しない．

3）hand orientation, grope, grasp

8～11 ヵ月になると手探りをし，刺激を追いかけ，そして把握できるようになる（図 3-56）．同様に，視覚の関与なしに生じる反応である．

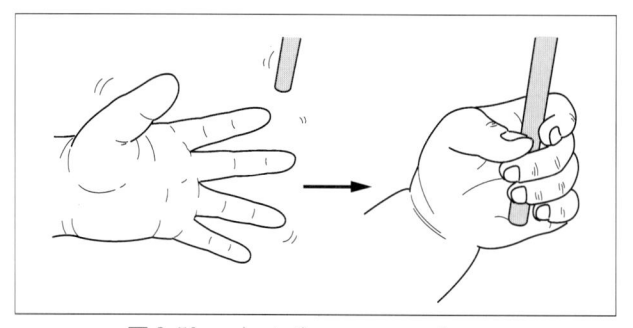

図 3-56 orientation, grope and grasp

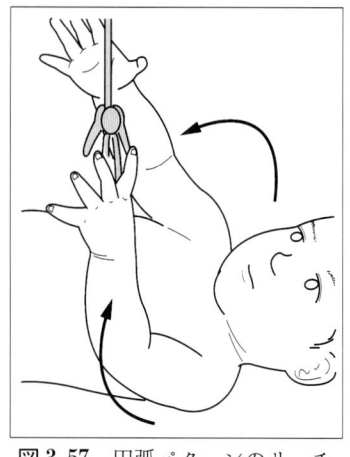

図 3-57 円弧パターンのリーチ

4) reach pattern

リーチパターン

生後5〜6カ月で両手で物に手を出してくるようになる．このときの両腕の動きは円弧を描くようなリーチパターンを示す（図3-57）．このリーチパターンは徐々に直線的なパターンに変化していく．すなわち，物に対して最短距離で到達できるようになっていく．

5) 物の持ちかえ

生後6カ月ごろになると物を持ちかえることができるようになる（図3-58）．持ちかえの初期では，物を最初に握っていた側の手指は持ちかえのために滑らかに緩ませることはできない．そのため，持ちかえはぎこちなくなる．物の持ちかえがスムースにできるためには，さらに手指機能の発達を待たなくてはならない．

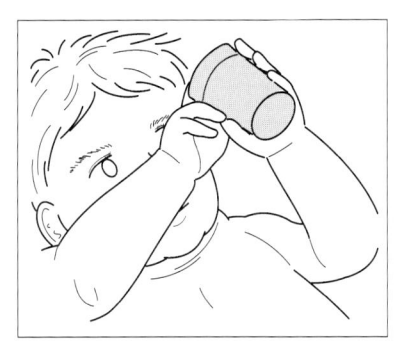

図3-58　物の持ちかえ

6) pincer grasp

手指の分割

手指の分割（fraction）は生後6カ月以降，急速に発達していく．そして，示指により物を突っつく行動が増えてくる．この時期には乳児は母親に抱かれていると母親の目や鼻の穴や口に示指を突っ込もうとする．このように示指の感受性が高くなってくると小さな物を示指で手繰り寄

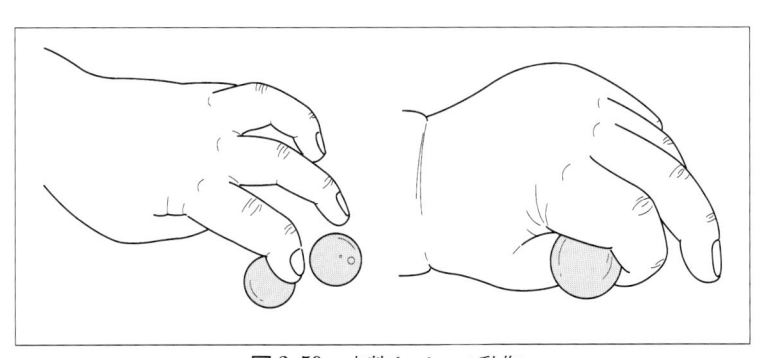

図3-59　未熟なピンチ動作

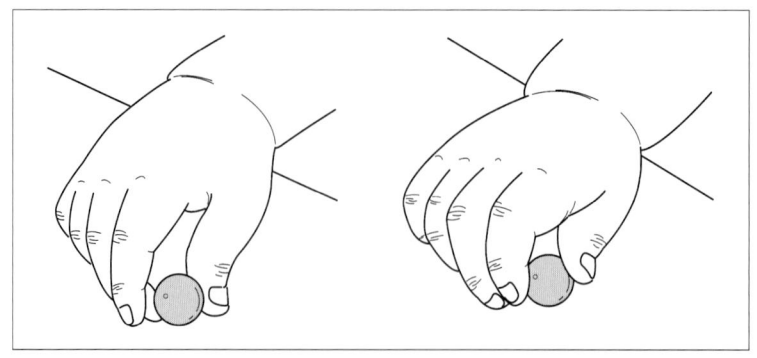

図 3-60 母指と示指が対立したピンチ動作

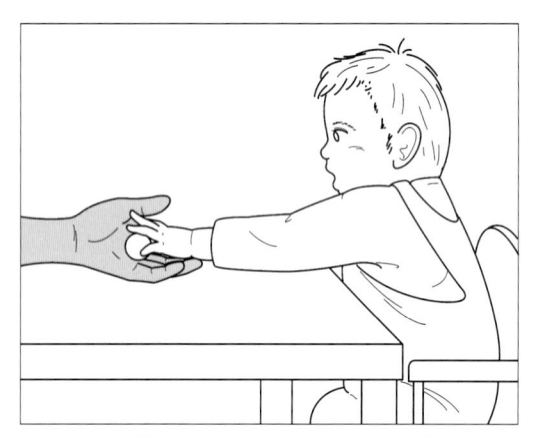

図 3-61 手根部で固定点をつくって手指を開く段階

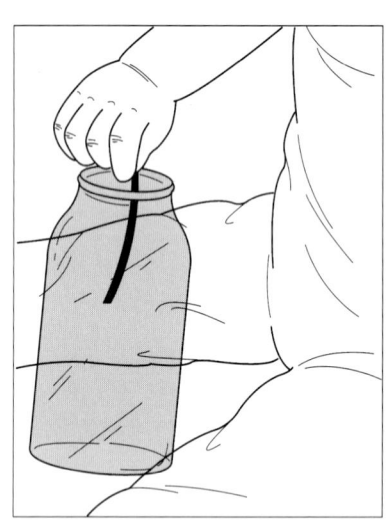

図 3-62 ピンチで小さな物をつまみ，容器のなかに入れる．

せようとし始める．そして示指の基部と母指の腹面で小さな物をはさむようになる．これがピンチの初期の段階である（図 3-59）．

ピンチ動作　　ピンチ動作が成熟してくると，母指の指腹部と示指の指腹部が向かい合うようになってくる．そして，生後 1 歳になると小さな物を正確につまむことができるようになる（図 3-60）．

7）release の発達

乳児は人に対して物を渡すようになってくる．自分の持っている物を離すために手指を緩めて開かなくてはならないが，初期には手を相手の手に押しつけて自分の手を開く．すなわち手根部に固定点をつくらないと手指をうまく開くことができない（図 3-61）．その後，相手の手を押さえなくても物を渡すことができるようになってくる．また，小さな物をビンのなかなどに入れる遊びを好むようになる（図 3-62）．

リリース　　　　　　　　リリースの発達はさらに進んでいく．リリースの機能の発達に伴い，柔らかい物を優しく握ることができるようになったり，積み木を高く積むことができるようになったり，ボール遊びで相手に正確にボールを投げかえすことができるようになる．リリースの発達の基礎は6歳までかかって成熟していく．

6．移動の発達

移動　　　　　　　　　英語の移動（locomotion）は身体位置（locus）と運動（motion）の組み合わさった言葉である．移動には必ず目的があり，無目的な体の位置の移動は本来の移動とはいえない．

移動には，①栄養摂取のための目的，②防御のための目的，③より社会的な目的があげられる．乳児の移動もこの目的により生じる．

原始的なアメーバも移動をするが，栄養摂取のためと防御のための移動である．アメーバに餌と有害な物質を与えると，有害な物質から遠ざかりながら餌に接近していくといわれている．そこには有害な物質に対する行動抑制と餌に対する行動促通の二面がみられる．アメーバーが自らの形態を変え，細胞膜を伸ばすことをエロンゲーション（elongation）とよんでいる．

エロンゲーション

自らの行動を抑制する能力は人間の赤ちゃんにも育っていく．移動の発達には意志（意図）が働かなくてはならない．

抗重力位での移動は成熟に伴い体幹の無駄な動きを抑制していき，移動のスピードアップが起きてくる．

1）移動における皮膚の役割

皮膚の役割　　　　　　皮膚の役割には，①防御，②識別がある．乳児は手でいろいろな物を触り，物の材質を吟味する経験を多く積んでいく．乳児が移動を開始する以前では，乳児が手で吟味できる物は自分の身体，衣類など手の届く範囲の物に限られているが，移動を開始することにより，探索経験は飛躍的に増加していく．しかし，探索行動には危険がつきもので，触って火傷を起こす物にも平気で手を出して触ろうとする．また触ると受傷してしまう物にも平気で手を出してしまう．手と足にはflexor withdrow

flexor withdrow
防御反射　　　　　　　とよばれる防御反射が備わっているが，この反射でも間に合わない場合が多く，乳児は受傷してしまう．近くに両親がいて，危険な物への乳児の接近に対して，行動を抑制する強化因子を与えて保護することで学習していくが，乳児はいずれ自分で体験をしようする．たとえば乳児が熱いやかんに近づこうとしたときに母親の禁止する突然の声に行動を中止

する．そうして概念的にやかんは危険なものであると理解するようになる．しかし，これは実体験に基づいて回避しようとするものでないため，違う形の鍋には接近していく．このように乳児は危険に身をさらしながら学習して識別能力を高めていく．

2) 初期の移動と視覚とリーチ

視覚とリーチ

物を注視し，追視する機能が移動にとって不可欠である．通常の移動では目で目的物を捕捉し，常に目的物を視野にとらえている．より知的に発達して多くの経験をしてくると，目的物が視野に入ってくる場所まで自分の身体を移動するようになり，さらに手に届く範囲まで自分の身体を接近するようになる．

このような機能を獲得するためには，自分の身体を中心とした距離感を発達させる必要がある．また，見えない場所に存在する物を記憶していく知的発達が必要となる．

乳児は目の前にある物にハンカチをかぶせると，物が存在しなくなり，手を出さない時期がある．しかし，物は消失しないことが理解できるようになるとハンカチを取り除いて物を取るようになる．

距離感

乳幼児の距離感の発達は自分の身体を基準にして発達していく．とくに自分の口を中心にして最初の距離感が発達していく．これは何でも口に運んで吟味する乳児の特徴で，素材の学習だけでなく，手につかまれた物と口までの距離の学習もしている．

初期のハイハイや四つ這い移動を観察していると，手が届く範囲に自分の身体が接近していないにもかかわらず，大きく手を開いてリーチを繰り返すことがある．これはまだ正確な距離感が発達途上にある現象である．

距離感は三次元で発達していく．乳児は机の下などに潜り込む行動を好むが，何度も頭を持ち上げ，頭を打ちつけ，高さを認知していく．

3) 移動にみられる退行現象

乳児の発達は休むことなく前に前にと進んでいく．乳児が一人歩きの段階に入ったとき，何か欲しい物を発見したり，興味をそそる物を見つけたりした場合に，乳児はいち早くその物の所へ身体を接近させたいと考えるであろう．そのときには歩くことなく，以前に獲得していた四つ這い移動に戻ってしまう．

退行現象

乳児が小走りできる段階まで達すると四つ這いに退行することはないが，不安定な場所や恐怖心を起こす場所では再び退行現象が起きることがある（図 3-63）．

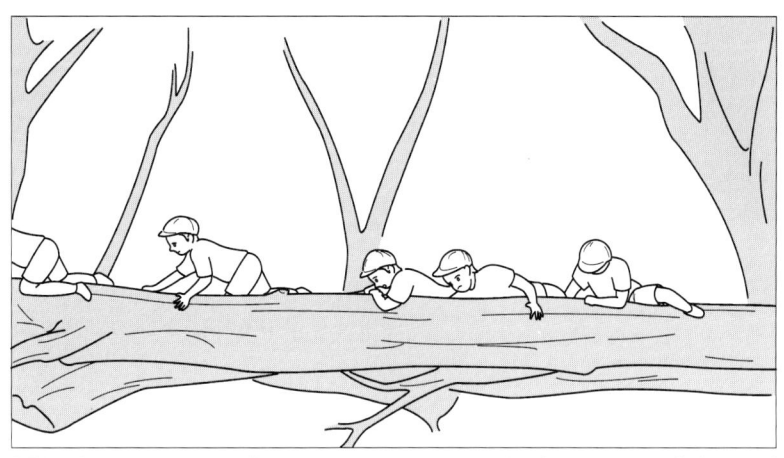

図 3-63 すでに歩行を獲得している幼児であるが，高い場所や不安定な場所では低いレベルの四つ這いで行動する．

4）移動と三点支持面（図 3-64）

抗重力肢位　　抗重力肢位の発達に伴い，体幹は床から持ち上がっていく．その過程で上肢と下肢は体幹を床から持ち上げる役割を果たしていく．初期の抗

肘付き腹臥位　重力肢位である肘付き腹臥位（on elbows, puppy position）で両肘と骨

三点支持面　　盤を結ぶ最初の三点支持面を形成する．三点支持面は安定と不安定性を乳児に与える．その姿勢を保持するために，乳児はその姿勢で平衡を保つ必要が生じる．また姿勢が不安定である性質から体重移動が容易に生

リーチ機能　　じる．通常，頭の動きに伴って体重移動が生まれ，移動に必要なリーチ機能が可能となっていく．

on hands　　次に乳児が示す三点支持は on hands とよばれる姿勢で体幹はさらに高く位置するようになる．この姿勢では両手と骨盤を結ぶ三点支持面を

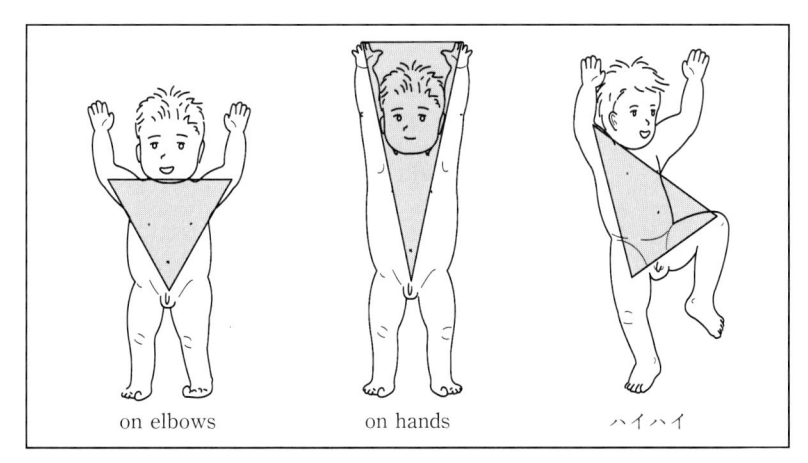

図 3-64　発達過程にみられる三点支持面（床面から見上げた図）

on elbows	形成する．この姿勢ではon elbowsよりも重心が高い位置にくるため，より平衡を保つことが乳児に要求される．
	姿勢の位置移動を示すピボットやハイハイ，四つ這い移動においてもこの三点支持面の組み合わせにより移動が生まれる．
四点支持	より安定している四点支持では体重移動は生じても移動にはつながら
四つ這い位 ロッキング運動	ない．これは四つ這い位で前後にロッキング運動をしている乳児を想像してもらうと理解できる．

　四つ這い位から物につかまって膝立ち位に移るとき，四つ這い位から物に片手を出しつかまろうとするときに三点支持が生じ，物に片手が到達して床にあった手が床から離れたときも三点支持が生まれる．物に両手でつかまった膝立ち位では四点支持であるが，片膝を立てようとして脚を床から浮かせたときに三点支持となる．前に出した足に体重を移動し，もう1つの脚を床から浮かして立位に移行するときにも三点支持となる．

　このように四点と三点支持の組み合わせが初期の段階ではよくみられ，より不安定で重心の高い姿勢になることで平衡機能も発達していく．

7. 乳幼児のプレスピーチの発達

(1) 生後1カ月

positive formation **negative formation**	哺乳のときに発声することがありpositive formationで満足している状態を示す．それに対してnegative formationは気嫌の悪いときの泣き声である．

　生後1カ月後半になると，発声はより楽しそうになる．しかしこの発声は偶然で乳児の意志で発声しているわけではない．また，発声は必ず身体の運動と結びついている．

　発声は開鼻音で，この時期では生理的に正常である．この開鼻音とは軟口蓋の機能が十分ではなく，軟口蓋が鼻腔と口腔を遮断できないため，空気が鼻腔へ抜けてしまう発声のことをいう．

　生後3週目では笑いが生じ，この時期の笑いは顔の表情だけで声を伴わない．

(2) 生後2カ月

開鼻音	発声はまだ開鼻音だが，このころに母音が発声のなかに現れるようになる．また，耳に聞こえる音源に短い時間だが目を固定するようになる．

(3) 生後3カ月

　泣くときの口の動きに多様な変化が現れてくる．今までの比較的単調な泣き声に変化が現れてくる．発声が増えてくるが，まだ開鼻音である．

笑いに声を伴うようになり，この笑いに両親が応えるとさらに笑いは強化されていく．

母音の繰り返しを始めるようにる．自分の発声した声をフィードバックし，聴き，楽しみ発声を繰り返す喃語はこの母音を繰り返し乳幼児が楽しんでいる発声のことである．

(4) 生後4カ月

咬反射　吸啜反射

咬反射が抑制されてくる．この咬反射は哺乳のとき，吸啜反射とともに働き，口の上下運動を引き起こし哺乳を助ける役割をしていたものである．

喉音

発声はさらに増え続け，平らだった舌に舌尖ができてくる．また泣く原因がわかるようになってくる．発声では口の動きが増え，喉音が生じてくる．背臥位では喉音がつくられ，座位で喉より前面でつくられる音が出てくる．体幹の垂直化に伴い，音が口腔前面の歯音，唇音がつくられるようになる．このことは脳性麻痺児の治療において重要な意味をもっている．つまり明瞭で聞き取りやすい発声を獲得するためにも抗重力姿勢である座位，立位の獲得が必要になる．

歯音　唇音

視覚-聴覚-視覚の協調性

生後4カ月の終わりになると視覚-聴覚-視覚の協調性が始まり，異なる感覚間の統合が始まっていく．このころでは指で口の回りを触れ，触覚刺激により感覚入力が起こる．乳児は目で外界の把握をする前に触覚で外界を認知する．脳性麻痺のように手を口に運べないならば，すでにこの時期の重要な感覚経験を持たないため，のちの言語発達などに悪影響を及ぼしていると考えられる．

blow sound

子音が増え，blow sound（ブーブー）もみられるようになる．この子音の起こりかたは，母音を発声している間に口を閉じたときに唇が触れ，偶然に"b"音が生じる．このように子音は口の動きでつくられるもので，決して口の静止状態ではつくられない．そのため，脳性麻痺児に鏡を見せて，口の形をとらせて子音の発声練習することは効果が少ない．子音は口の形だけでは起こらず，口の形がある形からある形へ変化したときに起きることを知っていなければならない．

(5) 生後5カ月

破裂音

発声の抑揚，リズムが変化してくる．また破裂音（explsosive sound）ブア！がみられるようになる．

(6) 生後6カ月

唇音　舌音

座位を少しずつ保持できるようになり，発声では唇音，舌音が出現してくるようになる．このころには歯が生え始め，舌が前にいかないように止めるようになり，舌音が形成され始める．

自分の意志で発声し，自分を取り巻く環境に対して発声により反応す

るようになり，よほどのことがない限り泣かなくなる．

(7) 生後7カ月

口のなかで物を探索し，食べ物を口から出して両手でこねて遊ぶようになる．口唇と舌の協調性が高まり子音の発声が明瞭になってくる．

咀嚼運動　寝返り動作でみられる体幹の回旋運動は顎の回旋運動の始まりと時期が一致し，咀嚼運動が顎関節でみられるようになる．咀嚼に伴う舌の機能発達により，食べ物を側方，前後に口腔内で移動するようになる．口のなかで食べ物を左右に移動させる能力は同時に手から手へ物を持ちかえる機能の発現とほぼ時期を同じくして現れる．

固形物の嚥下と呼吸が協調するようになり，むせることが少なくなってくる．

大人の話すことを理解し始めるが，身振りを言語の意味よりも先行して理解していく．

(8) 生後9カ月

人見知り　目で対象物を注意深く観察するようになる．そして，人見知りが起こる．この人見知りは言語の発達に非常に重要な役割をもっており，物を区別する能力の基礎となり，文字の区別にとって必要となる．

この時期には真似をすることが増えてくる．この模倣は言語の発達の転換期であり，聾児の言語発達はここでつまずいてしまう．

(9) 生後10カ月

他の人の話を聴き，話している人の口を見，観察し，そして真似をする．大人の咳の真似，動物の泣き声の模倣などがみられるようになる．この時期の1つの言葉は1つの文章の意味を現しているのが特徴である．

(10) 生後11カ月

よだれ　起立を始めるころ，よだれのコントロールを失う．正常児でもバランスを取り戻そうとするときによだれを出してしまい，また遊びに熱中してよだれのコントロールを失ってしまう．この時期は起立・歩行に熱中し，発語の数は増えないが，理解言語は着実に増加している．

(11) 生後13カ月

ジャーゴン　3～5語話すようになってくるが，実際はさらに多くの言葉を理解している．13～24カ月はジャーゴンとよばれる発語の特徴がある．単なる真似ではなく，自分の言葉で言葉を発し始め，ダイナミックな抑揚を大人のように真似するようになるが，何を言っているのかよくわからない発語をする．

いたずら書きを始めるようになる．これは書き言葉の準備で，視覚的コミュニケーションの始まりである．

⑿　**生後15カ月**

4～5語の言葉をしゃべる．また，絵本に興味を示し，今まで単に頁をめくって遊んでいた段階から内容に興味を示し始める．

⒀　**生後18カ月**

10～20語の言葉をしゃべる．また，とくによく親しんでいる物を絵で理解するようになり，そしてよく物を指さす．

⒁　**生後21カ月**

2語文 　　2語文が始まる．20～30カ月で歯が生えそろうと，歯がバリアーの役目を果たし，発語が明瞭になってくる．また簡単な命令を理解し実行できるようになり，この時期では3つまでの命令，たとえば「立って靴をとって，靴を履きなさい」などを理解し実行できる．

⒂　**生後24カ月**

3語文 　　3語文をしゃべるようになる．この時期の語彙数は少なくとも50で，多い子どもは200～250の語彙数をもっている．

大人の行動の真似をよくするようになる．また，うまくできないのに自分でしようと大人の手助けを拒否するようになる．

⒃　**生後2歳半**

約250語しゃべるようになる．また，身体の主な部位の名前を言うことができるようになる．また，絵を見て，物の名前だけでなく動作がわかるようになる．

⒄　**生後3歳**

約300～400語をしゃべる．具体的で，現実的なことをしゃべり，文法的にも正しい文を話すようになる．また，この時期の特徴であるが，多くの質問をするようになる．なぜ？ なに？ いつ？ だれが？ どうして？ など多くの質問をするが，この時期では複雑な答えを子どもは期待していない．単に簡単な答を聞き，再び語りかけて遊んでいる．

⒅　**生後4歳**

自分の感情を表現しようとし始める．また多くのジェスチャーをするようになり，そして大人の話の内容を知りたがるようになる．

生理的吃音　　この時期の特徴として忘れてはならないことに生理的吃音がある．これは physiologic normal staddling といい，理解力と表現力の差のために生じるといわれている．つまり，多くの言葉を知っているけれど適当な表現方法を知らずにコミュニケーションをとろうとするために生じる．そのため，子どもの会話に応じてあげるが，決して吃音を訂正しようとしないことが大切である．しつこく訂正しようとすると，子どもは困難なためストレスを増し，後に問題を残すことがある．そのため，時間をかけて何を言おうとしているのか理解する態度が望まれる．

⒆ 4〜5歳

語彙が広がり，屋外，家族以外，他の子ども，新しい活動的な遊び，買い物など知らない物を見たり聴いたりする機会が増えてくる．新しい物を見つけると，指さして尋ね，それに大人が答え，新しい言葉を真似て学習していく．また抽象的な概念も発達し，待つ，分けるなどを理解するようになる．

⒇ 6歳

聴覚・言語コミュニケーションだけでなく，視覚コミュニケーションが発達してくる．読み書きの準備として垂線，水平線，対角線の順に書けるようになっていく．6歳までに言語発達の基礎ができあがり，その後は語彙の増加とコミュニケーションの増加が引き続き起こり，言語の発達は一生涯続いていく．

傍注：聴覚・言語コミュニケーション／視覚コミュニケーション

●文　献

1) Theodor Hellbruge, J Hermann von Wimpffen 著，村地俊二監訳，福嶋正和訳：赤ちゃんの発達．同朋舎，1979．
2) 村上氏廣，村地俊二編：新生児・小児の発達障害診断マニュアル．医歯薬出版，1982．
3) Dubowitz L, et al：The neurological assessment of the preterm and full-term newborn infant. Clinics in Developmental Medicine, No. 79, JB Lippincott, 1991.
4) van Blankenstein M, Welbergen UR, de Haas JH：The Development of the infant. William Heinemann Medical Books Ltd, London, 1975.
5) Kawamura M：Children who do not sit up straight. Fujishima T, Kato M et al ed, Handbook of Care and Training for Developmental Disabilities, Japan League for the Mentally Retarded, No.3, 1990.
6) 河村光俊：体幹の運動発達と評価．理学療法，3(3)：171-177，1986．
7) Gilfoyle EM, Grady AP, Moore JC：Children Adapt. Slack CB, 1981.
8) Mary D Sheridan：Children's developmental progress. NFER Pub., 1976.
9) 池上千寿子，根岸悦子訳：チャイルズ　ボディー．鎌倉書房，1982．

第4章

新生児集中治療室における理学療法

NICU　　　　　　神経発達障害児の早期発見，早期治療の必要性が1970年頃からわが国においても広く認識されるようになってきた．当時 NICU も十分完備されておらず，病院を退院後の定期発達検診で異常を指摘された乳幼児が理学療法の対象となっていた．また，核黄疸後遺症のアテトーゼ型脳性麻痺も珍しくなかった．理学療法開始時期も随分と早くなってはいたが，小児の理学療法が小児施設中心であったため出産から病院退院までの期間は理学療法士が関わることはなかった．

周産期医療の進歩に伴い，低出生体重児の死亡率の減少が顕著となっている．しかしその反面，重大な神経発達障害をもちながら生存する乳児も増えてきている．また，微細な障害を残す乳児も増え，障害の重度化と軽症化の二極化が現在の特徴となっている．

脳室周囲白質軟化症　　画像診断により NICU 入院中に脳障害が発見できるようにもなってきた．ことに最近，話題の中心ともいえる PVL（脳室周囲白質軟化症）の診断は比較的早期につくようになっている．このような状況のなかで，わが国においては1980年代初頭頃から理学療法士が NICU に関わり始めた．現在，全国的に理学療法士が NICU で充足されているとはいえないが，年々増加を示している．NICU における理学療法士の未熟児医療のチームの一員としての関与は，乳児の神経発達学的評価と治療のみならず，母子の良好な相互関係の確立のためにも早期介入を通して一役を担っている．

ここでは，NICU において多く遭遇する疾患の基礎知識を整理し，神経学的評価と早期介入の基本に触れる．

1. 新生児の分類

1）出生体重による分類

超未熟児　　　　　　超未熟児：出生体重1,000g 未満の児
極小未熟児　　　　　極小未熟児：出生体重1,500g 未満の児

低出生体重児　　　　　低出生体重児：出生体重2,500g未満の児
巨大児　　　　　　　　巨大児：出生体重4,000g以上の児

2）在胎週数による分類

早（期）産児　　　　　早（期）産児：在胎37週未満で出生した児
正期産児　　　　　　　正期産児：在胎37週以上42週未満で出生した児
過期産児　　　　　　　過期産児：在胎42週以上で出生した児

3）胎児発育曲線による分類

light-for-dates 児　　　light-for-dates 児：出生体重＜平均－1.5SD
appropriate-for-dates 児　appropriate-for-dates 児：平均－1.5SD≦出生時体重≦＋1.5SD
heavy-for-dates 児　　heavy-for-dates 児：平均1.5SD＜出生時体重

4）臨床所見による分類

未熟児　　　　　　　　未熟児：胎外生活に適応するのに十分な成熟度に達していない未熟徴候を備えた児
成熟児　　　　　　　　成熟児：胎外生活に適応しうる成熟徴候を備えた児
dysmature 児　　　　dysmature 児：胎内栄養不全型の児

2．未熟児にみられる主要な疾患[1]

1）子宮内発育不全児

子宮内発育不全児　　　子宮内発育不全児（intrauterine growth retardation：IUGR）は以下の2つに分類できる．

(1) **symmetrical IUGR（fetal hypoplasia）**
身体的特徴：体幹および頭部の発育が均等に障害されている．
主な原因：染色体異常，奇形症候群，TORCH（トキソプラズマ）
出現時期：妊娠20週以前
予後：不良

(2) **asymmetrical IUGR（fetal malnutrition）**
身体的特徴：体幹の発育障害に比べて頭部の発育は比較的保たれている．
主な原因：胎盤・臍帯の異常，母体合併疾患（妊娠中毒症，心疾患など）
出現時期：妊娠24週以降
予後：一般的に良好であるがIUGRの程度による．

表 4-1　アプガー・スコアと1分後の蘇生処置

採点項目	0点	1点	2点
心拍数	なし	100未満	100以上
呼吸	なし	緩徐・不規則	良好・啼泣
筋緊張	なし	四肢をわずか屈曲	活発に運動
反射	なし	顔をしかめる	咳・くしゃみ
皮膚色	蒼白　チアノーゼ	四肢のチアノーゼ　体幹淡紅色	全身淡紅色

- 1分後スコアと蘇生処置
  - 8点以上　正常：蘇生術を必要としない．
  - 5～7点　軽度仮死：酸素投与，皮膚刺激，bag and mask でほとんど蘇生できる
  - 3～5点　中等度仮死
  - 2点以下　重度仮死　気管内挿管による蘇生を要する．

2）新生児仮死

新生児仮死
低酸素性虚血性脳症
胎便吸引症候群
新生児遷延性肺高血圧症
虚血性心筋障害
腎不全
電解質異常
汎発性血管内凝固
消化管穿孔
胎児仮死

新生児仮死は出生時に呼吸循環不全を主徴とする症候群で，仮死の蘇生が適切でなければ，その後，低酸素性虚血性脳症，MAS（胎便吸引症候群），新生児遷延性肺高血圧症，虚血性心筋障害，腎不全，電解質異常，汎発性血管内凝固，消化管穿孔などを合併する危険性が高くなる．

仮死の90%は胎児仮死の延長上にあり，出生後に起きるものは10%にすぎないといわれている．そのため産科領域では胎児心拍，胎児血液ガス，臍帯血流などで胎児仮死の診断を行っている．また，低酸素性虚血性脳症は神経学的予後が不良のため，予防が重要となっている．

出生約2.5/1,000人に脳性麻痺がみられるといわれているが，そのうちわずか8～15%が周産期仮死によるものとされている．すなわち，脳性麻痺の原因は圧倒的に仮死以外の要因によると考えられている．

アプガー・スコア
新生児仮死の重症度を判定する方法として簡便なアプガー・スコア（Apgar score）が使われている（表4-1）．アプガー・スコアは1分値と5分値があり，予後と相関するのは5分値といわれている．

3）未熟児無呼吸発作

無呼吸発作
新生児期には種々の疾患の随伴症状として無呼吸発作がみられる．未熟児とくに極小未熟児では明らかな基礎疾患がなくても無呼吸発作がみられる．

無呼吸発作は20秒以上の呼吸停止，20秒未満でも徐脈またはチアノーゼを伴うものと定義されている．放置により脳障害，死亡に至る危険性が高く，クベース内では呼吸モニターによって停止時には足部から電気

表4-2 胸部X線所見によるRDSの重症度の評価（Bomsel分類）

	網・顆粒状陰影	肺野の明るさ	中央陰影の輪郭	air bronchogram
I度	かろうじて認められる微細な顆粒状陰影，末梢部に比較的多い	正常	鮮明	鮮明欠如または不鮮明，中央陰影の範囲を出ない
II度	全肺野に網・顆粒状陰影	軽度に明るさ減少	鮮明	鮮明，しばしば中央陰影の外まで伸びる
III度	粗大な顆粒状陰影	著明に明るさ減少	不鮮明 中央陰影拡大	鮮明，気管支の第2，第3分岐まで認められる
IV度	全肺野が均等に濃厚影で覆われる		消失	鮮明

bag and mask

刺激が自動的に加わるようになっている．無呼吸発作が重度のときにはbag and maskが必要になり，クベース内で未熟児のポジショニングを行う場合には呼吸のモニターに注意を払う必要がある．

4）呼吸窮迫症候群

新生児呼吸窮迫症候群

新生児呼吸窮迫症候群（respiratory distress syndrome：RDS）は肺サーファクタント欠乏を主因として，広範な無気肺のため進行性の呼吸不全を起こす未熟児の代表的な重症肺疾患である．生後72時間を経過すると自らサーファクタント産生により回復するself-limited disorderでありながら，サーファクタント補充療法以前は，予後不良の転機をたどった未熟児も少なくない．

日本で世界に先駆けてサーファクタント補充療法が導入され，その比較対照試験の結果は世界的にも高く評価され，それ以降RDSに起因する重篤な合併症は減少し，効果が確認されている．

Bomselの分類

RDSの重症度の評価にはBomselの分類が一般的に使用されている（表4-2）．

5）未熟児の慢性肺障害

先天性奇形を除く肺の異常により酸素投与を必要とするような呼吸窮迫症状が新生児期に始まり日齢28を越えて続くものと定義されている．

新生児慢性肺疾患

新生児慢性肺疾患は次のように分類されている．

① 新生児の呼吸窮迫症候群が先行する新生児慢性肺障害で，生後28日を越えて胸部X線上にびまん性の泡沫状陰影もしくは不規則索状，気腫状陰影を呈するもの．

② RDSが先行する新生児慢性肺障害で，生後28日を越えて胸部X線上にびまん性の不透像を呈するが，泡沫状陰影もしくは不規則，気腫状陰影には至らないもの．

③ RDSが先行しない新生児慢性肺障害で，臍帯血のIgM高値，胎盤炎，臍帯炎などの出生前感染の疑いが濃厚であり，かつ，生後28日を越えて胸部X線上にびまん性泡沫状陰影もしくは不規則索状，気腫状陰影を呈するもの．

④ RDSが先行しない新生児慢性肺障害で，出生前感染に関しては不明であるが，生後28日を越えて胸部X線上にびまん性泡沫状陰影もしくは不規則索状，気腫状陰影を呈するもの．

⑤ RDSが先行しない新生児慢性肺障害で，生後28日を越えて胸部X線上にびまん性の不透像を呈するも泡沫状陰影もしくは不規則索状，気腫状陰影には至らないもの．

6）核黄疸（kernikterus）

(1) 定　義

核黄疸　　　　　　大脳，脳幹あるいは小脳内の限局した部位で，神経細胞，髄鞘，ある
ビリルビン　　　　いは神経膠細胞がビリルビンにより黄染している状態．

(2) 発症頻度

新生児溶血性疾患　　交換輸血も行わず放置された時代では新生児溶血性疾患の10～25％であったが，1972年以降は激減した．

(3) 症　状

① 急性期症状

初発症状の発現時期は出生時体重，成熟度，基礎疾患の種類により差
特発性高ビリルビン血症　がある．一般に新生児溶血性疾患では生後3～4日，特発性高ビリルビン血症では5～8日で，それぞれ黄疸の増強の時期とほぼ一致する．

モロー反射　　　　第1期（発症後1～2日）：モロー反射の減弱，消失，自発運動は少な
くぐったりしている．この時期に交換輸血を行えば，大部分は後遺症を
落陽現象　　　　　残さない．第1期を過ぎるころより落陽現象（sun set phenomenon）が現れる．

第2期（1～2週）：後弓反張としてみられる痙性症状，痙攣，発熱（80％）が現れる．この時期に多くは死亡に至る．

第3期（10～14日以後1～2カ月）：痙性の消退期

② 後遺症状

重症：痙性症状が強く，眼球の異常回転運動，体温調節障害発汗増量を伴い死亡．

中等度：不随意運動，筋強剛などを示す脳性麻痺．

舞踏様アテトーゼ　　軽症：3カ月ころより筋緊張低下，数カ月から2年後には舞踏様アテ
純粋型アテトーゼ　　トーゼもしくは純粋型アテトーゼに発展する．

7) 動脈管開存症（PDA）

未熟児においても成熟児同様に動脈管は生後12～24時間で閉鎖する．閉鎖群における尿量は生後12～24時間では1.5ml/kg/h以上であり，尿量の少ない児においてはラシックス，ドーパミンにより利尿が図られる．水分制限や強心利尿剤，薬物学的閉鎖，呼吸管理などでも閉鎖しない場合には外科的に閉鎖する．

8) 新生児低血糖症

新生児の低血糖による症状は無呼吸発作，チアノーゼ，痙攣から授乳困難など多彩である．そのため，症状のみからの診断はむずかしく，血糖値を測ることが大切といわれている．新生児では脳組織が急速に成長するため，低血糖に対する治療開始が遅れたり，不完全な治療のまま経過観察におかれた場合は脳性麻痺，知能発達遅延，てんかんなどの重篤な脳障害を残す危険性が高くなる．

頻度は新生児 4.4/1,000人，低出生体重児 15.5/1,000人である．

(1) 新生児の血糖調節

新生児，未熟児では短い飢餓で血糖の低下傾向を示す．新生児では成人に比べグルコースの必要量が2～4倍高くなる．また出生後臍帯切断，間欠的な授乳という新しい環境下で，血糖の維持はグリコーゲンの分解と糖新生に依存するが，新生児は脂肪組織および筋肉組織が未発達で糖新生能力が低いことが特徴である．そのため，生後数時間で45mg/dl前後まで血糖値は低下する．

(2) 新生児低血糖症の症状

新生児期：振戦，無呼吸，チアノーゼ，痙攣，多呼吸，筋緊張低下，易刺激性，授乳困難，意識障害，顔面蒼白

乳児期および小児期の症状：顔面蒼白，発汗，頭痛，易刺激性，意識障害，痙攣，強い空腹感，嘔吐，腹痛，脱力感，不活発

(3) 原　因

① 一過性のもの

グルコース産生低下と利用の増大：分娩仮死，重症感染症

高インスリン血症によるもの：糖尿病の母体から出産した児，erythroblastosis Fetalis, Beckwith-Wiedemann syndrome

② 永続性のもの

高インスリン血症によるもの：islet cell hyperplasia, islet cell adenoma, nesidioblastosis, leucine sensitivity

グルコース産生低下：種々の先天性代謝疾患（糖原病，高乳酸高ピル

表 4-3　脳室内出血の分類
grade 1：脳室上衣下に限局した脳室内出血
grade 2：脳室拡大を伴わない脳室内出血
grade 3：脳室拡大を伴う脳室内出血
grade 4：実質内出血を伴う脳室内出血

表 4-4　未熟児頭蓋内出血の予防
1）28週未満の早期産の予防
2）intensive care が可能な施設への母体搬送
3）胎児仮死の早期発見と早期治療
4）立ち会い分娩による迅速な蘇生

ビン酸血症，ガラクトース血症など），ホルモン異常（成長ホルモン分泌不全，先天性副腎過形成など）

9) 新生児頭蓋内出血

新生児頭蓋内出血　新生児頭蓋内出血には，脳室内出血（IVH），脳内出血，小脳出血，硬膜下出血，硬膜外出血，クモ膜下出血などがあるが，そのうち主なものに脳室内出血，硬膜下出血，クモ膜下出血などがある．脳室内出血はそのなかで最も頻度が高く，とくに未熟児に多く発症し，神経学的後障害の面でも重要な疾患となっている．

脳室内出血　脳室内出血の病因は，第一に脳の未熟性があげられる．脳の未熟性に虚血や低酸素血症，高炭酸ガス血症，その他種々の危険因子が，主に脳の循環動態を変化させ，未熟児の脆弱な脳の血管を破綻させることにより脳室内出血が起こると考えられている．

　脳室内出血の管理は，予防が最も重要であり，そのためには脳室内出血の危険因子を理解し，できるだけそれらの危険因子を取り除くことが必要である．未熟児の全身管理の基本は，gentle care であることはいうまでもないが，脳以外の臓器も未熟であるため，**呼吸循環不全**に陥りやすく，そのため，**人工換気**を施行したりするが，これらの治療は，使用方法により脳室内出血の危険因子となることもある．また，未熟児肺理学療法も脳室内出血を引き起こすことがあり，gentle care が求められる[2]．

　脳室内出血の分類を**表 4-3** に，また新生児頭蓋内出血の予防を**表 4-4** に示す．

10) 囊胞形成性脳室周囲性白質軟化

脳室周囲白質軟化症　脳性麻痺の痙直型両麻痺の多くが未熟児から発生することはすでに知られているが，最近，未熟児の脳室周囲白質軟化症（periventricular leukomalacia：PVL）が両麻痺の原因の主要なものであることがわかってきた．この PVL の程度が軽度であれば両麻痺の原因となり，PVL の領域が拡大して上肢や顔を支配する錐体路まで障害されてしまうと**四肢麻痺**（quadriplegia）となる．PVL は脳室周囲白質の watershed infarction

表4-5 PVEの段階

PVE-0：脳室周囲に高エコー域を認めない.
PVE-1：周囲より輝度が高いがジャーミナルマトリックスより輝度が低いもの.
PVE-2：輝度がジャーミナルマトリックスと同等のもの.
PVE-3：ジャーミナルマトリックスより輝度が高いもの.

と考えられている．Takashimaらは深部白質を栄養する動脈のうち，脳表面から脳室に向かうventriculo pedal動脈と脳室周囲から深部白質に向かうventriculo fugal動脈の環流境界領域に虚血が起こりやすく，そこに危険因子である脳循環障害が加わることによってPVLが生じると考えている[3,4]．

新生児因子として仮死などのanoxia，多胎，人工換気療法，低炭酸ガス血症，高カリウム血症，敗血症がPVLの危険因子として報告されている．また母体因子としては母体出血，子癇発作，前期破水，胎盤梗塞，高度変動性一過性徐脈および持続性徐脈がPVLの危険因子として報告されている．未熟児の脳循環は圧依存性であり，血圧の低下により脳循環が低下しPVLの危険因子となると考えられており，母体出血に伴う胎児への血流減少・血圧低下が胎児の低酸素や胎児循環動態の変化を引き起こし，PVLを起こしやすくなる．

圧依存性

PVE
CT MRI

検査として一般的には超音波によるPVE（periventricular echogenicity）やCT，MRIがある[5]．PVEの段階を表4-5に示す．

病理学的にはPVEの程度に応じてうっ血と組織海綿状化が増加するといわれている．さらに，PVEの輝度は病変初期のうっ血の重症度に比例しているため，PVEを認めた児のうち，その程度が強いほどC-PVL（cyst-periventricular leukomalacia：囊胞形成を伴う脳室周囲白質軟化症）の程度が強くなり，また生後早期よりPVEを認めた児はC-PVLに移行する頻度が高いとされている．

また，胎児の脳の血液補給は最も代謝の活発な部位へ向かうため，尾状核近くのジャーミナルマトリックスと脳室周囲の領域が未熟児では損傷を受けやすくなり，脳室内出血を起こしやすくなる．

満期産で脳障害を受けると脳細胞の発生がほぼ終了しているため，一次的な障害から遠く離れた領域の異常な機能を生じる可能性がある．この遠く離れた部位とは将来的に本来障害部位と連絡をとる予定であった場所を意味している．早産未熟児では脳細胞の発生が継続しているため，新たに発生した脳細胞が障害された脳細胞を代償し，回路を再編成することが考えられており，脳障害の影響を改善する可能性がある[6]．

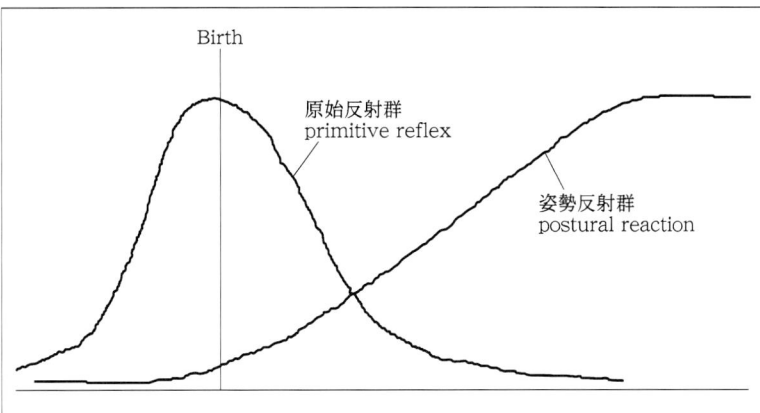

```
                          Birth
                           |
         原始反射群
         primitive reflex
                           姿勢反射群
                           postural reaction
```

rooting reflex	Landau reaction
sucking-swallowing reflex	proprioceptive placing reaction
gallant reflex	tactile placing reaction
Moro reflex	visual placing reaction
traction reflex	neck righting reaction acting on the body
avoidance reflex	body righting reaction acting on the body
crossed extension reflex	body righting reaction acting on the head
asymmetrical tonic neck reflex	protective arm extension forward
planter reflex	protective arm extension sideward
flexor withdrawal reflex	protective arm extension backward
stepping reflex	tactil orientation
palmar grasp	amphibiun reaction
	positive supporting reaction
	postural fixation reaction
	tilting reaction
	stepping reaction
	hopping reaction
	see-saw reaction
	optical righting
	labyrinthing righting reaction

図 4-1　原始反射群と姿勢反応群の出現様式

11）未熟児網膜症

未熟児網膜症は，発達途上の未熟な網膜，網膜血管を中心に起こる血管増殖病変である[7]．在胎週数32週以前，出生体重1,500g 未満の極小未熟児，超未熟児の生育率が高まるにつれ，その発生率は高くなり，酸素投与に必ずしも関係なく「未熟性」に由来する避けがたい眼疾患である．

3．未熟児の姿勢と運動の評価

原始反射の評価：未熟児の姿勢反応を評価する場合，児の自発的な運動と姿勢の観察が重要になる．この時期にはいくつかの原始反射が残存

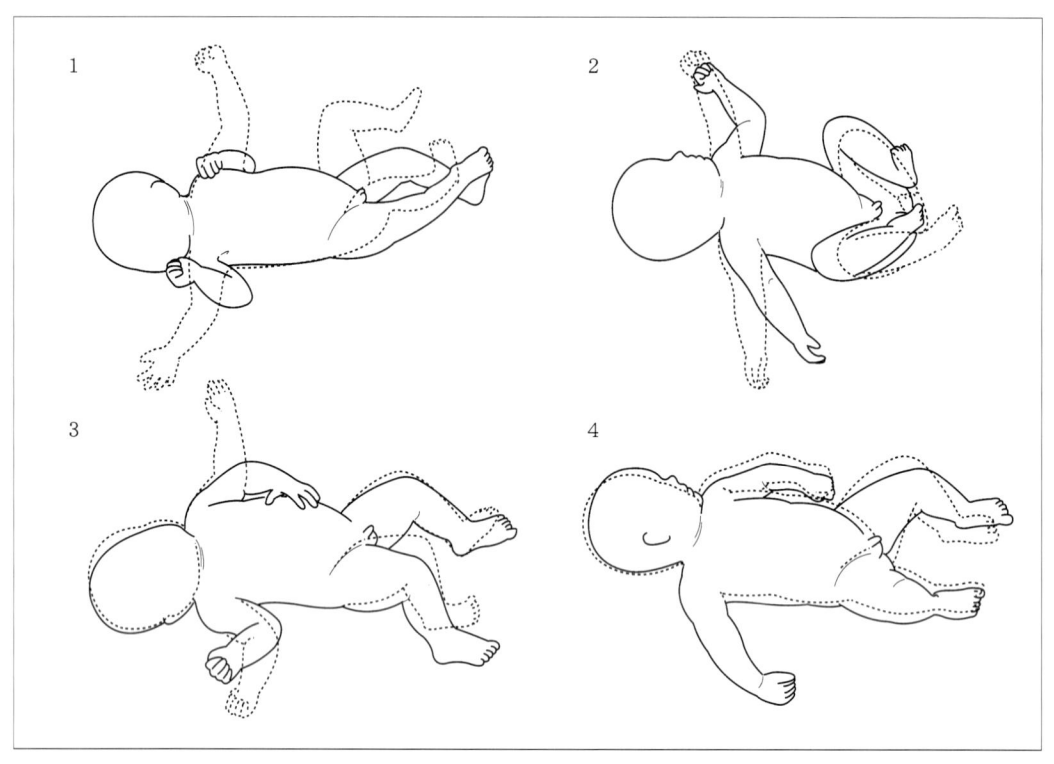

図4-2 モロー反射の推移

しており,それらの原始反射が乳児の運動と姿勢に影響を及ぼしているため,原始反射について知っておく必要がある(図4-1).

1) モロー反射

モロー反射　　　　モロー反射(Moro reflex)は新生児の反射で最もよく知られているものである.出現時期は在胎28週から出現し始め,生後5～6カ月で統合されていき,みられなくなる(図4-2)[8].

新生児では容易に出現し,頭のコントロールが十分完成してくると,この反射は減弱してくる.しかし,中枢神経系の障害がある場合には,
吸啜反射　　　　吸啜反射とともに出現しないか,非常に弱くなる.新生児でモロー反射

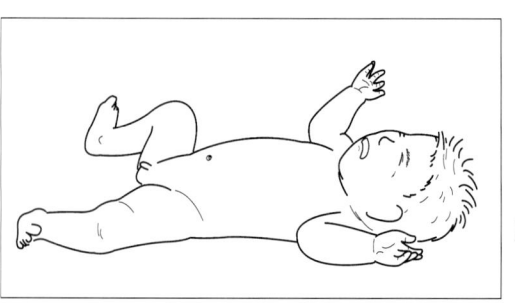

図4-3 モロー反射での手指伸展と上下肢の外転

が欠如する場合には中枢神経系の障害が強く疑われる．

(1) **誘発方法(1)**

① 手掌で後頭部を支え，胸の前に向き合って抱く．この方法では，乳児の後頭部を正中位にし，顎が胸骨部に位置していることを確認してから行う必要がある．そうしないと，モロー反射に左右差が出ることがある．

② 支えている手を急に離し，頭を約20cmほど落下させる．

③ 落下させた頭を素早く支える．

④ 必ず泣き出すので，検者の胸に軽く乳児を押しつけて抱き，ゆっくり揺すりながら泣き止むのを待つ．

(2) **誘発方法(2)**

① 背臥位にして把握反射を引き出したあと，乳児に検者の指を握らせたまま，乳児の後頭部が床から離れない程度にゆっくりと引っ張り上げ，次に急に手を引き離す．

② 必ず泣き出すので，すぐに抱くか，乳児の手を握り上肢を屈曲させ軽く胸を圧迫して，泣き止むのを待つ．

(3) **反 応（図4-3）**

① 上肢の外転，肘の軽度伸展，手指の外転伸展（第1，2指をやや屈曲させることがある）．

② 次に，肩関節を内転，肘を屈曲し，元の姿勢に戻る．これを第2相とよぶことがある．第2相では頭を前に起こして屈曲し，胸鎖乳突筋が抗重力方向に働き，頭を正中位に固定する作用を示す．

(4) **モロー反射の発達学的意義**

子宮の中ですでに胎児は指しゃぶりをするが，指を握っていることが多い．新生児は頭の急激な変化があるときは指を開くが，サルの場合はより一層強く握る．育児のなかでヒトの母親は乳児をしっかりと保持する．そのため，乳児はサルのように母親にしがみつく必要がない．

モロー反射　　また，別の発達学的意義の解釈で，モロー反射が初発呼吸に深くかかわっているとする考え方がある．つまり，初発呼吸に必要な胸郭の拡張にモロー反射がかかわっているとするものである．また，新生児の屈曲優位姿勢からの伸展筋活動の引き金になっているとする考え方もある．

(5) **注意すべきモロー反射**

反応は対称的である．非対称的な反応を常に認められる場合，中枢神経系障害による片麻痺や末梢性の神経系障害の分娩麻痺が考えられる．または筋障害が存在する可能性がある．

脳性麻痺　驚愕反応　　脳性麻痺にみられるモロー反射や驚愕反応は肩の後退や下肢の内転・内旋を示し，明らかに正常な新生児の反応とは異なる．また非常に過敏

な状態が持続することがある．脳性麻痺でも，頭のコントロールが獲得されてくると徐々にモロー反射は抑制され減少してくる．

　脳性麻痺にみられる強いモロー反射はそれを直接的に抑える技術はない．臨床的には頭のコントロールの発達に伴いモロー反射は減弱していく事実から，理学療法において児の頭のコントロール獲得に主眼をおくことが大切になる．また頭のコントロールでみられる肩甲帯の同時収縮を高め，把握機能を高めることもモロー反射の抑制につながる．正常な4ヵ月以降の乳児は抱いてもらうと自分から母親の衣服につかまり，把握の強弱が母親の体幹の揺れに応じて起こる．このような機能を脳性麻痺児も獲得していくことが必要である．

2）把握反射

把握反射

　把握反射（palmar grasp reflex）は乳児の手掌に物が触れると反射的にその物を握る現象をいう．この反射は発達に伴い次の3段階を追って変化を示していく[9,10]．

　　1段階：traction reflex（tonic grasp reflex）
　　2段階：palmar grasp reflex
　　3段階：instinctive grasp reaction

(1) 1段階：traction reflex（tonic grasp reflex）

　新生児の前腕を持ち，引き上げると，上肢の全体的な屈曲（total flexion）で反応してくる．そのため，この反射のよび方を牽引反射（traction reflex）とよぶことがある．一般的には緊張性把握反射（tonic grasp reflex）ともよんでいる．刺激によって新生児は手指の屈曲，肘の屈曲，肩の内転を生じる．この段階は手掌に触れなくても，手を引き上げるだけで手指の屈曲が誘発される（**図4-4**）．これは屈曲優位にある新生児の腕の肩内転筋や肘屈筋を伸張することで，元の屈曲優位姿勢に新生児が

牽引反射
緊張性把握反射

屈曲優位姿勢

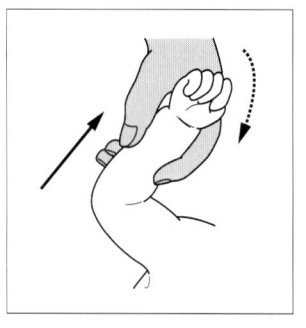

図4-4　牽引反射
　上肢を引っ張ることで手指の屈曲が誘発される．

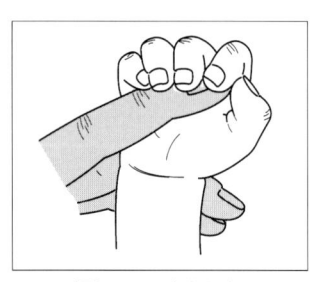

図4-5　手掌把握

戻ろうとするために起こる．

この段階で新生児の手掌に触刺激を入れると手指の屈曲だけでなく，肘の屈曲，肩の内転が誘発される．このように手指の把握が腕全体の動きを伴うため，手指単独の把握がまだできない．このような状態をさして，「分離ができていない」と表現することもある．

<small>把握反射　吸啜反射</small>

把握反射は口腔反射の1つである吸啜反射と関係が強く，哺乳前のほうが把握反射が強く出現する．

把握反射の発達学的意義について，サルの赤ちゃんが母ザルのお腹にしがみつき母ザルと行動を共にすることから，系統発生のなごりとしてとらえる考えがある．また，将来の人間本来の把握機能の基礎としてとらえる考えもある．

(2) 2段階：手掌把握（palmar grasp reflex）

次の段階では手掌に触覚刺激が加わると，肘の屈曲，肩内転を伴わず手指のみの屈曲で反応するようになる．

〔検査方法〕頭を正中位に保持する．頭部が回旋していると後頭側により強く出現することがある．これは非対称性緊張性頸反射の影響と考えられる．次に尺側から検者の指を乳児の手掌に置き，軽く手掌を圧迫する（図4-5）．

<small>非対称性緊張性頸反射</small>

<small>catching phase
holding phase</small>

〔反応〕手掌把握は2つの反応が含まれている．最初は catching phase とよばれ，素早い手指の屈曲と内転が出現し，次に holding phase とよばれる持続した手指の屈曲が続く．とくに手指に牽引が加わると持続が強まる．

(3) 3段階：instinctive grasp reaction（prehensile reaction）

<small>prehension
把握反射の分割</small>

prehension は把握，操作を含む手指の機能で，リーチと把握の複雑に協調した動きを意味する．生後4カ月に達すると把握反射の分割（flaction of the grasp reflex）とよばれる現象が出現し始める．これは1つの指の指腹への触覚刺激がその指の屈曲を生じる現象であり，手指がそれぞれ分割し始めていることを示している．

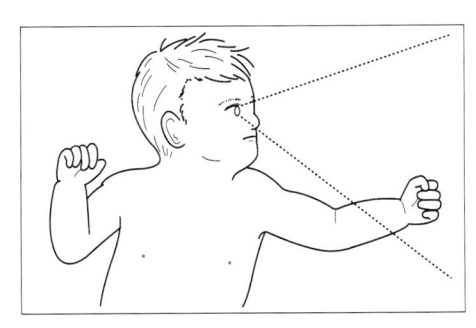

図4-6　hand regard

3）非対称性緊張性頸反射

非対称性緊張性頸反射
bow and arrow position
fencing posture

支持的機構

最初の手の注視

非対称性緊張性頸反射（asymmetric tonic neck reflex：ATNR）は出生から生後6カ月の間の乳児にみられる反射であり，bow and arrow position あるいは fencing posture ともいわれる．生後1〜2カ月が最も頻回にみられる．6カ月以降は支持的機構（supportive framework）として働き，緊張が高まる（stressfull）状況のときに出現する．

正常児では決して強制的ではなく，最初の手の注視（first hand regard）（図4-6）[11]の引き金になると考えられている．すなわち，最初に自分の手を発見するきっかけとなる．また，顔面側が伸筋優位，後頭側が屈筋優位になり，全身の筋緊張分布に非対称性が生じ，その結果，体動が増し，側臥位に姿勢が変化するなどの全身の運動が増えてくる．

一方脳性麻痺児ではこの反射が強制的に長期間残存することがある．その結果，次のような不利が生じる．

① 正中位指向の発達に悪影響
② 寝返りの困難性
③ 対称的な姿勢への発達に悪影響
④ 腹臥位，背臥位で対称的な頭の挙上の困難
⑤ 対称的な運動が発達しない
⑥ 変形・拘縮の原因となる．特に側彎症や後頭側の（亜）脱臼
⑦ 追視の困難（読書困難につながる）

4）足趾把握反射

足趾把握反射

足趾把握反射（planter reflex）は Van Woerkom（1912）が最初に記

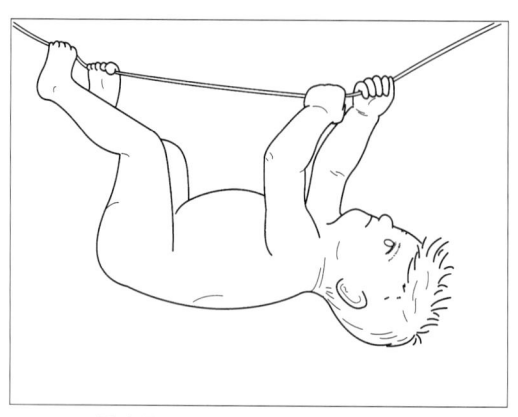

図4-7 乳児の手と足の把握反射

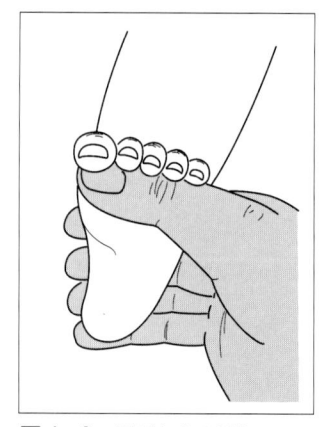

図4-8 足趾把握反射
　　　（planter reflex）

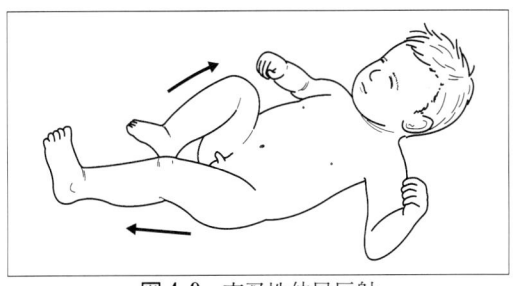

図4-9　交叉性伸展反射　　　　　　　　　　図4-10　恥骨上反射

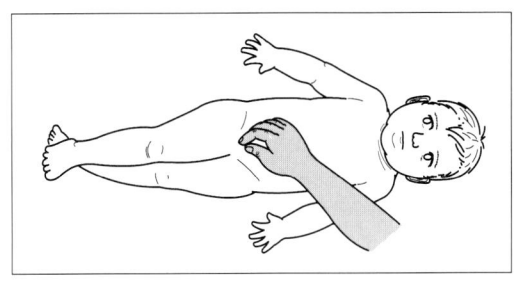

載したもので，在胎28週ごろから出現し，生後9カ月で統合されみられなくなる．すなわち，この反射は子どもが起立位をとり始めるころに統合される．この反射は系統発生のなごりと考えられており，サルの赤ちゃんが母親の腹部の毛に手と足趾でしがみついていることが観察される．ヒトの赤ちゃんは足趾の把握反射だけではひもにぶら下がることはできないが，サルの赤ちゃんはぶら下がることができる．しかし，ヒトの赤ちゃんでも手指と足趾の把握反射を使うことでまれにぶら下がることができる（図4-7）[12]．

〔**検査方法**〕子どもの下腿部を保持し，指で足底の足趾の基部を軽く圧迫すると，足趾を屈曲してくる（図4-8）．

鷲指　　　　　　　　　脳性麻痺やCVAにみられる足趾を屈曲する現象は鷲指（clawing）とよばれている．この鷲指は下肢の異常な伸展パターンの一部として発現する．また，足底に刺激が入っていなくても足趾の屈曲を生じるため，新生児にみられる足趾把握反射と区別することができる．

　　　　　　　　　　　通常，正常児では足趾把握反射の統合が遅れることは少ないが，統合
toe-off　　　　　　　されないとtoe-offが効率よくできないため，歩行スピードが向上しな
精神運動発達障害児　　い．とくに精神運動発達障害児で歩行が遅れていたり，歩行スピードが遅い場合にはこの反射を検査してみる必要がある．

5）交叉性伸展反射

　　　　　　　　　　　乳児を背臥位におき，一側下肢の膝関節と股関節を屈曲させ，腹部へ
交叉性伸展反射　　　　近づけると反対側の下肢の緩徐な伸展が生じる（図4-9）．これが交叉性伸展反射（crossed extension reflex）で正常児では明確に判断できないことが多いが，中枢神経系障害をもつ乳児では下肢の突発的な伸展と内転・内旋を伴う．定型的で強制的に出現するようであれば脳障害を強く疑う．

6）恥骨上反射

恥骨上反射　　　　　　検者の母指と示指で乳児の恥骨結合を圧迫すると，両下肢の内転・内

7) ガラント反射

乳児の背中を腸骨稜へ向かって，脊柱の側方を先の尖った物か爪でこする．刺激された側の体幹を凹にする側屈反応が生じる．これがガラント反射（Galant reflex）で incurbation of the trunk あるいは側彎反射ともいう．この反射の存在意義として，系統発生学的に古い両生類，爬虫類の運動様式の再現と考えられている．また，新生児期の屈曲優位姿勢のなかで体幹の可動性を高めることに関与している可能性もある．

この反射は皮膚刺激によって出現する原始反射で，この反射がみられる期間には同様に皮膚刺激で出現する他の原始反射も陽性になることが多い．すなわち，探索反射，把握反射，手掌顎反射（palmo-mentak reflex, hand-mouth reflex, Babkin reflex）などが皮膚刺激で生じる．

余白：ガラント反射／incurbation of the trunk／側彎反射／屈曲優位姿勢／原始反射／探索反射　把握反射　手掌顎反射

4. 新生児神経行動学的評価

新生児の成熟度を評価する方法として Dubowitz LMS[13]，Brazelton TB[14]，Prechtl HFR[15~17]などがよく知られている．セラピストによる未熟児，新生児の日常的な評価が行われている新生児集中治療室（newborn intensive care unit：NICU）は増えている．ここでは Dubowitz による新生児神経行動学的評価を述べる．

余白：新生児集中治療室／新生児神経行動学的評価

表 4-6　新生児の state（Dubowitz）

state 1	深い睡眠・規則的な呼吸・自発運動なし 閉眼し規則的な呼吸をした深い睡眠状態．眼球運動なし
state 2	浅い睡眠・閉眼・わずかな自発運動 閉眼して不規則な呼吸をした浅い睡眠状態．ときどき閉じた眼瞼を通して眼球運動を確認することができる．短時間の開眼がみられる場合がある
state 3	まどろみ・開眼もしくは閉眼 半眠りの状態．開眼しているがボーとした表情．眼瞼は重たそうでときおりピクピクと動いている．刺激により活動状態が変化しやすいが，反応はしばしば遅れる
state 4	覚醒・開眼・わずかな自発運動 活動性は最小．視聴覚刺激に対し注意を向ける
state 5	はっきりと覚醒・活発な自発運動 外的刺激に対して活動性の増強を伴って反応する
state 6	泣く 啼泣状態．刺激を受けつけないほどの啼泣

The Neurological Assessment of the Preterm and Full-term Newborn Infant （Dubowitz）

　未熟児の最高の活動を引き出し，受胎週数でみたときに反応が未熟であるか，異常であるかを判定する．

　未熟児を評価するときの環境は薄暗く，静かで，室温22〜27℃が好ましい．また，評価は授乳後30分以上経過していることを確認する．

　未熟児の観察評価では未熟児の状態(state)に影響を受けるため，個々の項目評価にstate（**表4-6**）を記載する．

神経行動学的指標

　この評価表でより成熟した反応は反応4であり，全体的に反応4を中心としてまとまりをみせる場合には正常である．神経行動学的指標のうち，聴覚的方位反応，視覚的方位反応，敏活さ，防御反応の項目を除いた他の項目では反応5は異常な徴候としてとらえられている．そのため，いくつかの項目で反応5が認められる場合にはケアプログラムを立て，運動療法を開始する必要がでてくる．

　反応5は認められなくても，在胎週数に対して低い反応が多く認められる場合には継続的に発達検査を実施する必要度が高くなる．

1）慣れ現象（habituation）

(1) 光に対する反応

光に対する反応

　この検査は27〜28週の未熟児で検査することが可能で，通常31週以前の乳児は緊張性の反応を示す．

　〔方法〕このテストは最初に行い，乳児は静かに寝ているほうが好ましい．ペンライトを使用する．5秒間隔で光を当て，2回続いて無反応であれば慣れ現象を示したと判定．

慣れ現象

　乳児が光に反応し体を動かしたり，目をしかめたりする反応が5秒以上続く場合は次の刺激を控えて待つ．もし20秒以上反応が続くならばテストを中止する．

　〔反応〕1-反応なし（state 2でも無反応）

まばたき反応
　　　　　　2-A）まばたき反応が最初の刺激で生じ，後はなにも反応しなくなる．
　　　　　　　B）緊張性のまばたき反応．1回の刺激の後，30秒以上閉眼し，リラックスするまで時間がかかる．
　　　　　　　C）繰り返される刺激に対して多様な反応で，反応が変わりやすい．
　　　　　3-繰り返される光刺激に反応（まばたき，体動）し，5回以内の刺激で体動とまばたきは閉鎖する．
　　　　　4-繰り返される光刺激に反応し，6〜10回以内の刺激でまばた

きと体動を閉鎖する．

5 - 繰り返される光刺激に反応し，10回以上の刺激でも体動とまばたきは閉鎖しない．10回以上の刺激で完全に覚醒する場合も含む．

(2) 音に対する反応

この検査は聾の乳児や過敏な乳児を判定することに役立ち，引き続く検査のために適切なstateに乳児をもっていくことができる．

〔方法〕ガラガラを使用し，乳児を覚醒させないように下肢の動きが見えるように衣服を脱がす．1～2秒間ガラガラを鳴らし，児が反応しなくなるまでを観察する．最初の反応が終了してから5秒間隔で次の刺激を入れる．反応が20秒以上継続するようであれば中止する．

〔反応〕1 - 反応なし（state 2でも無反応）

2 - 最初の刺激で少し反応するが，後は反応しない．
　 - 刺激に対して多様な反応を示す．

3 - 最初から5回の刺激で驚愕もしくは体動を示すが，それ以降反応しなくなる．

4 - 6～10回の刺激で驚愕もしくは体動を示すが，それ以降反応しなくなる．

5 - 10回以上の刺激で驚愕，体動が続く．
　 - 完全に覚醒している
　 - テスト中を通して驚愕，大きな反応を示す．

2) 運動と緊張 (movement and tone)

(1) 姿勢（安静時）

裸で検査する．乳児の姿勢は動きで変化するが，最も多い姿勢で評価する．

非対称性が認められる場合，最も近い姿勢の図に点線で図示する．

〔姿勢〕1 - 上下肢ともに伸展位をとる．

2 - 下肢が軽度屈曲している．

3 - 上下肢ともに軽度屈曲位をとる．

4 - 上下肢ともにしっかりと屈曲位をとる．

5 - 異常姿勢（A：後弓反張　B：異常な下肢の伸展　C：異常なATNR*）

(2) 上肢リコイル

〔方法〕背臥位で頭部正中位とし，両手を持ち，体側と平行に伸展し約

---

*ATNRは定型的で強制的なものを異常と判定し，部分的で非定型的，非強制的なものは正常とみなす．

1〜2秒後に手を離す．そのときの上肢の戻りの速さと肘の角度を評価する．テストは2〜3回繰り返し，最も優位な反応を記載する．

〔反応〕1-5秒以内に屈曲しない．
2-4〜5秒以内に100°以上の部分的な肘屈曲．
3-2〜3秒以内に100°以下の肘屈曲．
4-手を離した直後に60°以下の肘屈曲．
5-屈曲が強く肘を伸展させることが困難．

(3) 上肢牽引

上肢牽引

〔方法〕頭を中間位に保持し，手首を持ち肩が離れる直前まで垂直に腕をゆっくりと牽引したときの肘の角度と抵抗感を評価する．把握反射が生じないように手掌には刺激を与えない．

〔反応〕1-屈曲しない．
2-瞬間的な弱い肘の屈曲．
3-肘は約140°屈曲し，5秒間保持する．
4-肘は約100°屈曲し，保持する．
5-肘は100°以下の強い屈曲を保持する．

(4) 下肢リコイル

下肢リコイル

〔方法〕頭を正中位に保持し，両足首を片手で持ち，最初約5秒間完全屈曲させる．下肢がリラックスしたのを確認してから伸展し，1〜2秒後に手を離したときの下肢の戻りの速さと角度を評価する．

〔反応〕1-5秒以内に屈曲しない．
2-5秒以内の不完全な屈曲．
3-5秒以内の完全な屈曲．
4-即時に起こる完全な屈曲．
5-屈曲が強く下肢を伸展させることが困難．

(5) 下肢牽引

下肢牽引

〔方法〕足首を持ち，殿部が離れるまでゆっくりと垂直に牽引したときの膝の角度と抵抗感を評価する．この評価は乳児のstateに影響されるため，state 1,6では実施しないほうがよい．通常3回行い，優位な反応を記録する．

〔反応〕1-屈曲しない．
2-部分的な膝の屈曲．
3-140〜160°膝屈曲を保持する．
4-100〜140°膝屈曲を保持する．
5-膝は100°以下の強い屈曲を保持する．

(6) 膝窩角

膝窩角

〔方法〕頭部正中位での背臥位にて乳児の大腿部を腹部に接近させ，次

に膝をゆっくりと開いていく．抵抗を感じる最終域での膝の角度を評価する．また，未熟性の強い児ほど膝の角度は大きくなる．

〔反応〕　1 -180～160°
　　　　　2 -150～140°
　　　　　3 -130～120°
　　　　　4 -110～90°
　　　　　5 -90°以下

(7) 頭部コントロール（後頸筋）

頭部コントロール

〔方法〕座位にて両肩を保持し，頭部を前方に倒し30秒待つ．
〔反応〕　1 -頭を上げようとしない．
　　　　　2 -不完全だが頭を上げようとする．
　　　　　3 -30秒以内に頭を垂直にするが持続しない．
　　　　　4 -30秒以内に頭を垂直にし保持する．
　　　　　5 -伸展が強く頭を前方に屈曲させることが困難．

(8) 頭部コントロール（前頸筋）

〔方法〕座位にて両肩を保持し，頭を後方に倒し30秒待つ．
〔反応〕　1 -頭を屈曲しようとしない．
　　　　　2 -不完全だが頭を屈曲しようとする．
　　　　　3 -30秒以内に頭を垂直にするが持続しない．
　　　　　4 -30秒以内に頭を垂直に保持する．
　　　　　5 -頭の他動的屈曲に抵抗感がある．

(9) 頭部ラグ（引き起こし反応）

頭部ラグ
引き起こし反応

〔方法〕乳児を背臥位に置き，両手首を保持し肩が床から45°挙上するまでゆっくりと引き上げる．そのときの頭の位置と肘の屈曲角度を評価する．

　未熟児の場合，検者は片手で乳児の頭を支え，片手で両手を持ち引き起こす．

〔反応〕　1 -頭は垂れ下がり，頸部の緊張はなく，上肢は伸展し屈筋の緊張が高まらない．
　　　　　2 -頸部の緊張が少し認められ，上肢は軽度屈筋緊張の高まりが認められる．
　　　　　3 -頸部の緊張が明らかに認められ，肘の屈曲が起きる．
　　　　　4 -頭は体幹と直線上に並び，肘を屈曲してくる．
　　　　　5 -頭部は体軸を超えて屈曲し，肘は強く屈曲する．

(10) 腹臥位懸垂

腹臥位懸垂

〔方法〕乳児を腹臥位で腹部・胸部を保持して懸垂し，頭と体幹と四肢の状態を評価する．評価表の図と異なる場合は近い図に点線で乳児の姿

勢を記載する.

〔反応〕1-頭と四肢は垂れ下がり,体幹も上方凸で垂れ下がり体幹の抗重力伸展活動を認めない.
2-頭は垂れ下がるが,四肢に軽度屈曲が認められ,体幹上方凸は減少する.
3-頭の垂れ下がりが減少し,四肢の屈曲が認められ,体幹上方凸はさらに減少する.
4-頭は体軸上に位置し,四肢の強い屈曲が認められ,体幹の抗重力伸展活動を認める.
5-後弓反張姿勢となる.

(11) 腹臥位での頭の挙上

〔方法〕乳児の頭を正中位にして腹臥位に置く.そして30秒以内の乳児の頭の動きを評価する.

〔反応〕1-反応なし.
2-一側にのみ頭を回旋する.
3-頭を上げようと努力し,回旋する.
4-頭を上げ,鼻と顎を床から離す.
5-頭を強く上げてくる.

(12) 腹臥位での腕の戻り

〔方法〕乳児の頭を正中位して腹臥位に置き,両腕を体側に伸展して置く.そして,30秒以内に乳頭よりも前方に腕を運ぶ能力を評価する.

〔反応〕1-反応なし.
2-少し腕を戻そうと努力する.
3-屈曲しようとするが,手を乳頭までもってこれない.
4-過度な身体の動きなしに,両手を乳頭の高さまでもってこれる.
5-強い身体の動きを伴って,両手を顔または上方にもっていく.

(13) 検査中の自発運動

〔方法〕背臥位でみる.自発運動がないときは皮膚を刺激する.

〔反応〕1-なし,あるいは微弱な運動.
2-A)緩慢
B)不規則な動きで協調性がない.
C)おもに伸張運動
反応2は初期の未熟児によくみられる反応である.
3-円滑な交互運動で,ときに不随意様あるいは突発的な動きがある.

　　　　　　　　　4−上下肢の円滑な交互運動で，中等度の速さと強さがある．
　　　　　　　　　5−おもに
　　　　　　　　　　A）突発的運動
　　　　　　　　　　B）不随意運動
　　　　　　　　　　C）その他の異常運動

⑭ 振　戦

振戦　　　　　　中等度の振戦は，驚愕反応の終わりや睡眠から覚醒状態に移る際にもみられる．state 6で顎の振戦がみられる場合は記載すべきではない．

〔方法〕1秒間に起こる振戦が，6回以上か以下で分類し，検査中の振戦を評価する．
　　　　　　　　　速い：6回以上
　　　　　　　　　遅い：6回以下

〔反応〕1−なし．
　　　　　　　　　2−state 5〜6で振戦がみられる（泣いているときの振戦）．

モロー反射　驚愕反応　　3−眠っているとき，あるいはモロー反射や驚愕反応の後に振戦がみられる．
　　　　　　　　　4−state 4で振戦がみられる．
　　　　　　　　　5−すべての状態で振戦がある．

⑮ 驚　愕

驚愕　　　　　〔方法〕検査中にみられないときは誘発する．

〔反応〕1−驚かない．
　　　　　　　　　2−突然の音，モロー反射検査，テーブルを叩く音で驚く．
　　　　　　　　　3−ときおり，無刺激でも驚く（頻度は少ない）．
　　　　　　　　　4−state 2〜5で自発的に驚く（頻度が多い）．
　　　　　　　　　5−state 6で自発的に驚く．

⑯ 異常運動と姿勢

異常運動　姿勢　　ここでは成熟とは関係のない異常徴候を示している．大まかに異常反応の持続性と重症度を段階づけている．

〔反応〕1−異常なし．
　　　　　　　　　2−A）手を握っているが間欠的に開く．
　　　　　　　　　　B）モロー反射でも手を開かない．
　　　　　　　　　3−A）いくらかの不随意的な口の動き
　　　　　　　　　　B）間欠的な母指の内転
　　　　　　　　　4−A）持続的な母指の内転
　　　　　　　　　　B）持続的な手指の屈曲
　　　　　　　　　5−A）連続的な口の運動
　　　　　　　　　　B）発作的運動

3) 反　射

(1) 腱反射

腱反射　　これらは正常な乳児でも出現する．

〔方法〕上腕二頭筋，膝蓋腱，アキレス腱で検査する．

〔反応〕1－消失
　　　　2－減弱
　　　　3－出現
　　　　4－亢進
　　　　5－クローヌス

(2) 把握反射

把握反射　〔方法〕頭を正中位に保持して背臥位に置く．両側もしくは一側ずつ評価する．反射を抑制する可能性があるため，手背部には触れないようにする．

〔反応〕1－なし．
　　　　2－短時間，弱い屈曲．
　　　　3－中等度の速さで数秒間屈曲が持続．
　　　　4－強い屈曲，前腕にまで収縮が及ぶ．
　　　　5－非常に強い屈曲，児はたやすく持ち上げられる．

(3) 探索反射

探索反射　　この反射は異常な乳児にも出現し，無欲状態を示す乳児には出現しな
経管栄養児　い．また，経管栄養児にも通常出現する．

〔方法〕頭を正中位に保持した背臥位で検査する．左右口角を刺激して反応を評価する．

〔反応〕1－反応なし．
　　　　2－A）部分的で弱い頭部の回旋のみ．
　　　　　　B）開口のみ．
　　　　3－部分的な頭部の回旋を伴い開口する．
　　　　4－開口にかかわらず，完全な頭部の回旋．
　　　　5－突発的な頭部の回旋に伴い開口する．

(4) 吸啜反射

吸啜反射　〔方法〕頭部正中位での背臥位にて示指の指腹を硬口蓋にあて，5秒間の吸啜力を評価する．

〔反応〕1－反応なし．
　　　　2－弱い吸啜（A：規則的　B：不規則）．
　　　　3－強い吸啜だが取り込みは弱い（A：規則的　B：不規則）．
　　　　4－5秒間持続する規則的な強い吸啜と取り込み．

5－規則的な吸啜がなく，歯をくいしばるような動き．

(5) 初期歩行

state 4，5での評価が望ましい．異常項目としてこうのとり姿勢が36週以降かかるようであれば過緊張によるものと考えられる．

〔方法〕頭部と体幹を垂直にして足底を床につけ，体幹を前傾させたときの下肢の反応を評価する．

〔反応〕1－反応なし

2－

3－両下肢ともときどき踏み出そうと努力するが持続しない．

4－両下肢は少なくとも2歩以上踏み出す．

5－A）こうのとり姿勢（一側下肢を上げたまま動かない過緊張状態）

B）自動歩行（自動歩行は反応が現れてから素早く歩行を続ける状態で，通常あまりみられないため，過剰な活動を呈する乳児として5の項目に入れた）

(6) モロー反射

評価中にモロー反射がみられれば，取り立てて行う必要はない．

〔方法〕片手で頭部を正中位に保持し，もう片方の手で体幹を持つ．約45°傾けた状態から10°頭を落下させる．

〔反応〕1－反応なし，または手を開くのみ．

2－肩の完全な外転と上肢の伸展．

3－完全に外転するが内転が遅れる，または部分的．

4－部分的な外転と伸展，その後の円滑な内転

A）外転＞内転

B）外転＝内転

C）外転＜内転

5－A）伸展のみで，外転・内転ともにしない．

B）内転のみ．

4）神経行動学的指標

(1) 眼の外観

落陽現象は頭蓋内圧の亢進の徴候として考えられるが，通常40週に近づいた乳児にもみられる．

〔方法〕開眼した児の眼の動きを観察する．

〔反応〕1－落陽現象，神経症状

2－瞬間的な眼振，斜視，ときおりみられるウロウロする眼の動き．

3-眼を開けない．
4-正常な対をした眼の動き．
5-A）持続的な眼振
　B）頻回なウロウロする動き
　C）周期的な速いまばたき

(2) 聴覚的方位反応

state 3, 4 での評価が望ましい．

〔方法〕乳児を背臥位で約20°起こし，頭の回旋をじゃましない程度に正中位に保持する．両側に約15～25cm離した所からガラガラを鳴らす．もし驚愕反応が生じたら横のコメント欄にSを記載しておく．28週から反応し始める．

〔反応〕1-A）反応なし．
　B）音に驚くが眼を開けない．
2-泣き止み静かになり，眼を閉じたまま刺激方向に向くことがある．
3-敏感に眼を向け，頭部を刺激方向に回旋する．
4-敏感に刺激方向に頭部を回旋し，眼もそれを追う．
5-両側の刺激に反応し，頭部を回旋する．

(3) 視覚的方位反応

state 4 での評価が望ましい．

〔方法〕赤の毛糸の玉を使用する．乳児を背臥位で約20°起こし，頭を正中位に保持する．毛糸の玉を15～23cm離して正中位から側方へ動かし，次に垂直に動かし，最後に円を描くように動かす．

〔反応〕1-焦点を合わせない，または反応しない．
2-静かになり焦点を合わせ30°追視するが，刺激を見失うと再視しない．
3-垂直視と30～60°の追視ができ，刺激を見失っても再び短時間の注視可能．
4-眼と頭の動きで広範囲の追視が可能．
5-持続した注視ができ，垂直，水平，円を追視する．

(4) 敏活さ

state 4 での評価が望ましい．

〔方法〕聴覚，視覚刺激に対する反応で評価する．2つの評価のうち反応の低いほうにつける．

〔反応〕1-ほとんど無関心，または反応なし．
2-敏活なときが短時間持続するか，またはときどき刺激に対し反応する．

　　　　　　　　　3 - 敏活なときが中等度持続し，刺激に反応する．
　　　　　　　　　4 - 敏活なときは視覚刺激のみで，確実な動きがある．
　　　　　　　　　5 - 持続した機敏な状態，視覚・聴覚刺激に反応する．
　　　　　　　(5) ハンカチ試験（防御反応）

ハンカチ試験　防御反応　　〔方法〕手あるいは布で軽く鼻腔を覆う．
　　　　　　　　〔反応〕1 - 反応なし．
　　　　　　　　　　　　2 - A）静かになる．
　　　　　　　　　　　　　　B）特有の動きがない．
　　　　　　　　　　　　3 - 探索し，頭部を回旋，または伸展する．
　　　　　　　　　　　　4 - 手で取り払う．
　　　　　　　　　　　　5 - 粗大な身体の動きを伴い，手で取り払う．
　　　　　　　(6) 興奮の頂点

興奮の頂点　　　　〔方法〕乳児の検査に対する全体的な反応を評価する．
　　　　　　　　〔反応〕1 - すべての刺激に対し低いレベル，state 3 を越えない．
　　　　　　　　　　　　2 - 短時間で state 4～5 に達するが，ほとんど低い状態．
　　　　　　　　　　　　3 - おもに state 4～5 で，刺激によって state 6 になるが，す
　　　　　　　　　　　　　　ぐ元の状態に戻る．
　　　　　　　　　　　　4 - state 6 になるが，簡単にあやすことができる．
　　　　　　　　　　　　5 - A）ほとんど state 6 で，あやすことが困難．
　　　　　　　　　　　　　　B）ほとんど state 4～5 であるが，いったん state 6 にな
　　　　　　　　　　　　　　　るとあやすことが困難．
　　　　　　　(7) 過　敏　性

過敏性　　　　　　　state 3～5 での評価が望ましい．
　　　　　　　　〔方法〕不快刺激がどのようなものかを記載し，また，いくつあるかを
　　　　　　　　　評価する．
　　　　　　　　〔反応〕1 - どのような刺激にも泣かない．
　　　　　　　　　　　　2 - 1～2 の刺激で泣く．
　　　　　　　　　　　　3 - 3～4 の刺激で泣く．
　　　　　　　　　　　　4 - 5～6 の刺激で泣く．
　　　　　　　　　　　　5 - すべての刺激で泣く．
　　　　　　　(8) あ　や　す

あやす　　　　　　　state 6 で評価する．
　　　　　　　　〔方法〕検査中に乳児が泣いたとき，自発的におさまるか，または検者
　　　　　　　　　のどんな手段でおさまるかを評価する．
　　　　　　　　〔反応〕1 - 評価中に state 5 以上にならない．
　　　　　　　　　　　　2 - あやすことなく，自然に泣き止む．
　　　　　　　　　　　　3 - 手で胸腹部を覆い，話しかけると泣き止む．

　　　　　　　　4－持ち上げて抱く，または指しゃぶりで泣き止む．
　　　　　　　　5－あやすことができない．
　　　　⑼　泣　　き
泣き　　　　〔方法〕評価中，乳児がどのように泣くかを評価する．
　　　　〔反応〕1－まったく泣かない．
　　　　　　　　2－すすり泣くのみ．
　　　　　　　　3－刺激すると正常なリズムで泣く．
　　　　　　　　4－刺激すると正常なリズムで大きく泣く．
　　　　　　　　5－速いリズムで甲高く泣き，しばしば持続する．

5）立ち直り反応

立ち直り反応　　　Dubowitz の新生児神経学的評価には含まれていない．乳児の立ち直り反応の能力を加えて評価することで，潜在的な頭のコントロール能力
アライメント　　　を評価することができる．ここでは身体に対して外部からアライメントを崩すような刺激が入ったとき，それを回旋によって回避しようとする減捻性立ち直り反応を評価する[18]．

⑴　頭に働く体の立ち直り反応（body righting reaction acting on the head：BOH）（図 4-11）

頭に働く体の立ち直り反応　　頭と体幹のアライメントを正しく保つ姿勢反応の 1 つで，頭のコントロールに深くかかわる．

　①　BOH（背臥位）

〔方法〕背臥位で両下肢を屈曲位に保持し，骨盤を顔面側へ近づけるように他動的に体幹を側屈させる．体幹に側屈が加えられると，乳児は頭を反対側に回旋して側屈を弱めようとする．

〔反応〕1－反応なし．
　　　　2－少し頭を回旋しようと努力する．
　　　　3－頭を回旋するが，時間がかかる．
　　　　4－頭を回旋する．
　　　　5－A）後弓反張
　　　　　　 B）頭が強く一側を向き，回旋しない．

　②　BOH（腹臥位）

〔方法〕腹臥位で後頭側の上肢を伸展して体側につける．反対側の上肢は屈曲して体側につける．後頭側の肩を他動的に持ち上げ，肩甲帯に回旋を与えると，乳児は捻れを打ち消すように頭を回旋する．

〔反応〕1－反応なし．
　　　　2－少し頭を回旋しようと努力する．
　　　　3－頭を回旋するが，時間がかかる．

4 - 頭を挙上し，回旋する．
5 - A）後弓反張
　　B）頭が強く一側を向き，回旋しない．

(2) 体に働く頸の立ち直り反応（neck righting reaction acting on the body：NOB）（図4-12）

体に働く頸の立ち直り反応　頭と体幹のアライメントを正しく保つ姿勢反応の1つ．

〔方法〕背臥位で頭を持ち，一方の肩を軽く固定する．他動的に頸を肩

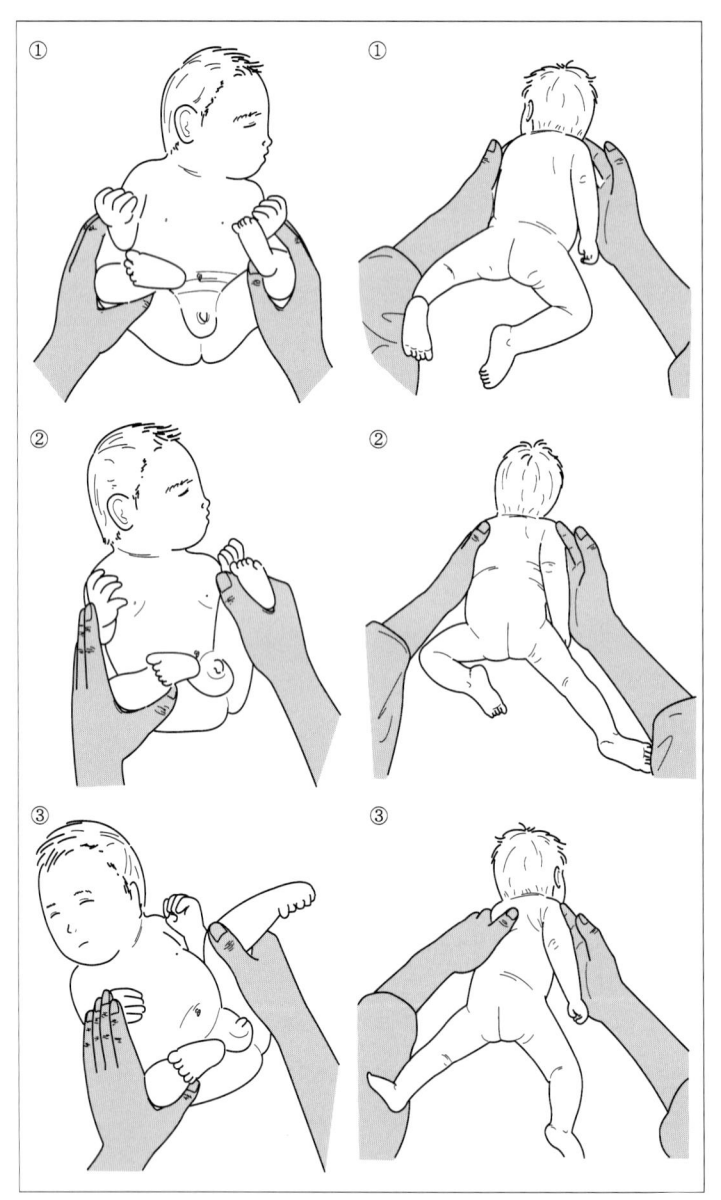

図4-11 頭に働く体の立ち直り反応の促通（背臥位と腹臥位）

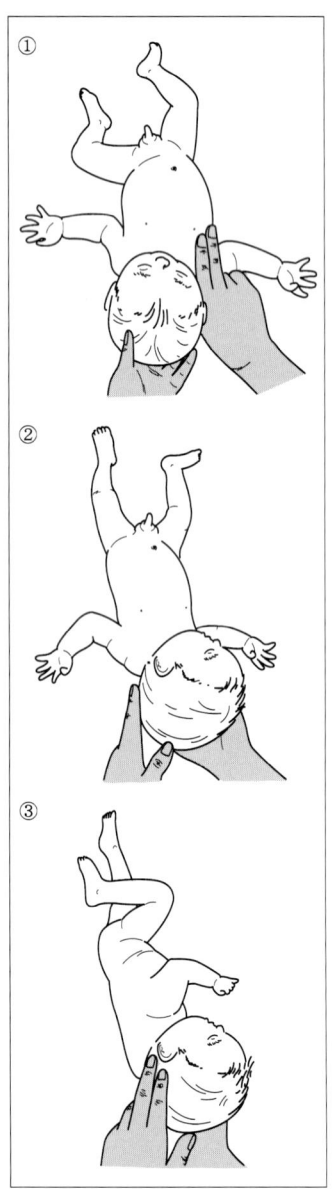

図4-12 体に働く頸の立ち直り反応の促通

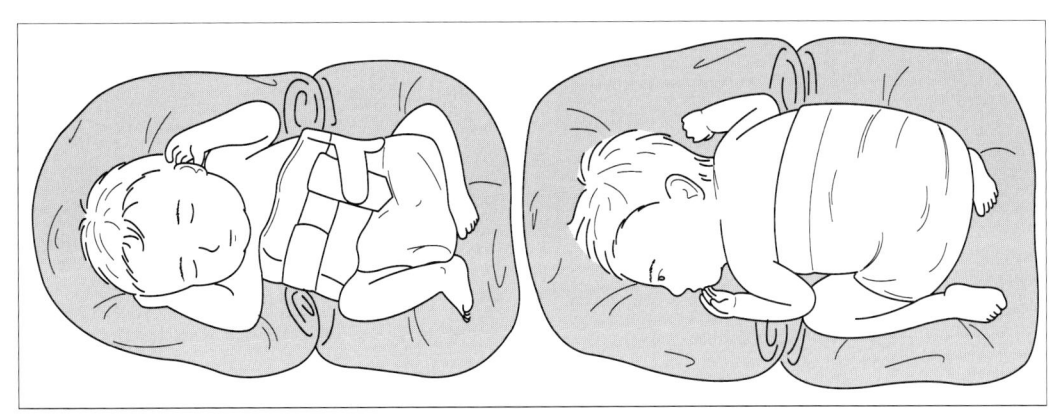

図4-13 未熟児のポジショニング

の固定側に回旋し，肩に体重を移動させる．乳児は捻れを打ち消すように，丸太様に肩と骨盤を同一直線上に回旋する．

〔反応〕1-反応なし．
　　　　2-少し上肢または下肢を挙上する．
　　　　3-上肢または下肢を前方突出し，体幹を回旋するが時間がかかる．
　　　　4-上下肢を前方突出し，体幹を回旋する．
　　　　5-後弓反張

5．未熟児の運動療法

未熟児の運動療法

未熟児の運動療法においては，未熟児の全身のアライメント獲得機能を早期から刺激することが重要である．そのため，未熟児のもつ潜在的な立ち直り能力を刺激することで，3つの分節，すなわち頭部，胸郭部，骨盤部が整列し正しいアライメントを保つ機能を獲得していく（図4-11, 12）．

この3つの分節で最も重要な頭部の体に対する位置関係が正しく保たれることはその後の発達に影響を与えていく．頭部の自発的な回旋能力は哺乳力とも関連する．また自発的な頭部回旋は前庭-迷路系の自己刺激

平衡反応

となり，将来の平衡反応を司る機能を準備していく[19~21]．

ポジショニング

できるだけ未熟児を安静に保つことが原則である．未熟児はクベース内で裸に置かれているため，多くの未熟児は皮膚接触を求めてクベースの壁に足や手をくっつけている．

ポジショニング

ポジショニングの原則として未熟児の全身をくるみ，皮膚接触面を増やすことが大切である．そのため，滅菌したロール状のタオルを使用す

る（図4-13）．

　次に大切なことは成熟新生児と同様に全身を屈曲位に保持することである．全身が屈曲位をとることで乳児のstateが安定し，落ち着いて熟睡することが可能となる[22,23]．とくにNICUではいろいろな機械音が飛び交うため，より安静を保つためにもポジショニングが重要となる．

　日本のNICUでは室内の照明に対する配慮があまりなされていない．アメリカの基幹病院でのNICUでは極力，照明を落とし，クベースも布で覆われており，不必要な照明を未熟児に当てないようにしている[24]．また，スタッフも静かに会話し，記録などは部分照明のあるデスクで行っている．今後，日本においても未熟児に対してより良い環境が整備されることが望まれる．

● 文　献

1) 楠　智一，北川照男ほか編：小児科学．南光堂，1986．
2) 竹内　徹，横尾京子：目でみる周産期看護．医学書院，1989．
3) 茨　　聡：脳室周囲白質軟化症の成因．新生児誌，**33**(1)：48-52，1997．
4) 今井祐之，田中　学ほか：脳室周囲白質軟化症と運動発達．埼玉小児医科センター医学誌，**15**(1)：10-16，1998．
5) 伊東利幸，石田明人ほか：極低出生体重児の脳室周囲白質軟化症(PVL)についての検討．日本新生児学会誌，**34**(1)：58-65，1998．
6) 三羽信比古編著：細胞死の生物学．東京書籍，1993．
7) 中山健太郎，奥田六郎監訳：ネルソン小児科学．HJB出版局，1989．
8) McGraw MB：The Neuromuscular Maturation of the Human Infant. Hafner Press, 1969.
9) Twitchell TE：Attitudinal reflex. *Phys Ther,* **45**：411-418, 1965.
10) Erhardt RP：Developmental Hand Dysfunction. RAMSCO Pub., 1982.
11) 新井清三郎訳：新発達診断学．日本小児医事出版社，1978．
12) Peiper A：Cerebral Function in Infancy and Childhood. Consultants Bureau, 1963.
13) Dubowitz L, et al：The neurological assessment of the preterm and full-term newborn infant. Clinics in Developmental Medicine, No.79, JB Lippincott, 1991.
14) Brazelton TB：Neonatal behavioral assessment scale. Clinics in Developmental Medicine 88, Blackwell Scientific Pub., 1984.
15) Prechtl H：The neurological examination of the full-term newborn infant. Clinics in Developmental Medicine, No. 63, Blackwell Scientific Pub., 1977.
16) Prechtl H：Continuity of neural functions from prenatal to postnatal life. Clinics in Developmental Medicine, No. 94, Blackwell Scientific Pub., 1984.
17) Prechtl H：State of the art of a new functional assessment of the young nervous system. An early predictor of cerebral palsy. *Early Human Development,* **50**：1-11, 1997.

18) 河村光俊：運動機能訓練．愛知県肢体不自由児協会誌, **4**：22-23, 1984.
19) 宮腰実紀, 河村光俊ほか：未熟児の理学療法．PTジャーナル, **24**(5)：312-319, 1990.
20) 松波智郁, 半澤直美, 猪谷泰史：ハイリスクな未熟児の理学療法．PTジャーナル, **29**(6)：383-387, 1995.
21) 宮腰実紀, 清光 至, 片田圭一ほか：発達障害を持った未熟児のフォローアップ．PTジャーナル, **29**(6)：388-392, 1995.
22) 高橋和子, 桝本康子ほか：超低出生体重児の安静を考える．広島県立病院医誌, **31**(1)：143-147, 1999.
23) Kawamura M, Tsukioka M, Yamazaki T, et al：State change with positioning in very low-birthweight infants. Proceedings, 13th International Congress of the World Confederation for Physical Therapy, Yokohama, 1999.
24) Sweeney JK ed.：The High-Risk Neonate. Developmental Therapy Perspectives. Haworth Press, 1986.

第5章

脳性麻痺

脳性麻痺　　　　　　　脳性麻痺（cerebral palsy）は痙直型，アテトーゼ型，弛緩型などに分けられ，さらに部位により四肢麻痺，片麻痺，両麻痺などに分けられる．

■ 1. 痙直型四肢麻痺[1]

痙直型四肢麻痺　　　　痙直型四肢麻痺を筋緊張の程度でみると，限りなく両麻痺に近いタイプから寝たきりの重度な風に吹かれた姿勢をとるタイプまで幅広く分布している．四肢麻痺の多くは重度で，いくつかの障害を重複していることが多い．

1）痙性の分布

変形　拘縮　　　　　　四肢のみならず，中枢部である体幹に硬さをもっている．また，変形や拘縮が多く発生するタイプである．背臥位で長期間過ごしてきた児では胸郭は重力方向に引かれ，胸郭は平べったくなっていたり，逆に側臥位で長期間過ごしてきた児では胸郭の前後径が長く横径が短くなっていることがある．ともに体幹の中枢部の自発的な運動の低下によるものである．また，体幹を垂直化する活動が少ない場合には，肋骨の走行がより乳児型を残し，肋骨の下方傾斜が小さいことがある．

　　　　　　　　　　　四肢麻痺の多くが他動的な体幹の側屈や屈伸，回旋運動に対して強い抵抗を示すことが多い．すべてのタイプにいえることであるが，他動的な操作に対して抵抗を示す部位は児の自発運動が極端に低下している部位でもある．

　　　　　　　　　　　頸のコントロールも獲得していない児も多く，彼らは背臥位でどちらか優位に一方へ頭を回旋させている．そのため，頭部の非対称性に由来する体幹，四肢の非対称的な筋緊張分布を呈する．

筋緊張分布
固有感覚受容器　筋紡錘　頸筋には多くの固有感覚受容器である筋紡錘が分布しており，頭部の動きが全身の運動性を引き出すことを考えれば，彼らの頭部の運動性の低下は全身の運動性の低下に強く関連してくる．

小頭症　てんかん　　　重度の四肢麻痺児は，大脳の萎縮が存在することが多く，小頭症やて

んかんを示すことがある．また，視覚障害，呼吸障害をあわせもつことが多い．また，身体的に全身の障害をもつため，摂食障害を有することが多い．

　これらのタイプの発達は乏しく，大きな変化を治療で得ることは困難である．

　体幹において過剰な表在筋の痙性とは反対に深部の中枢筋の活動低下を腹臥位においたときに明らかに区別することができる．通常，腹臥位で体幹を伸展すると脊柱の棘突起は表面から見えなくなるが，常に棘突起が見えている状態では深部筋の活動低下，未発達は明らかである．このことは3つの分節である頭部と胸郭部と骨盤部が機能的な連結を完成させていないことを示している．

　この頭部，胸郭，骨盤部を連結する姿勢反応として基本的に3種類がある．すなわち，①頭に働く身体の立ち直り反応，②身体に働く頭の立ち直り反応，③身体に働く身体の立ち直り反応（胸郭部から骨盤部へ，骨盤部から胸郭部への相互方向）がある．これらの基本的性質は外的に生体へ捻れが加えられたときに，捻れをつくりだすことによって捻れを打ち消し中間位へ戻るものである．この性質から，これらの立ち直り反応は別名 derotative righting reaction（反回旋立ち直り反応もしくは減捻性立ち直り反応）とよばれる．

　この反回旋立ち直り反応を治療に応用し，重症児の姿勢アライメントを改善することが可能であり，また，自発的な運動による姿勢アライメントの修正であるため，効果を持続することが可能となる．

　脊柱起立筋と腹筋は胸郭部と骨盤部を連結する役割をもっており，正常では身体に働く身体の立ち直り反応の成熟に伴い，寝返り運動を可能にし，さらに重力に抗して体幹を垂直位へと起こし，座位への起き上がり，起立を可能にしていく．

　重症児では体幹を自らの力で垂直化することが困難なため，正常児のように肋骨が脊柱に対して斜下方への角度変化は乏しい．さらに，重症児は緊張性反射活動により胸郭変形をきたしてくる．

　腹臥位と背臥位で体を支えるために働く固定点を比較してみると，背臥位では両足の踵ぐらいしか固定点となる部位はない．そのため，背臥位のほうがより不安定な姿勢といえる．そして背臥位のほうが非対称的姿勢になりやすい．一般に正常人が背臥位になるよう指示されて横たわると，頭をまっすぐに正中位で保持するが，これは重力に抗して正中位を保つ抗重力活動が起きているのであって，本来，頭は球形であり，転がりやすく，リラックスしてくると頭は必ず一方に回旋する．頭がどちらか一方に回旋をした状態を続けていると，下肢の一側のより外旋，反

棘突起

反回旋立ち直り反応
減捻性立ち直り反応
姿勢アライメント

胸郭変形

対側の内旋，上肢の一側のより外旋と反対側の内旋が生じてくる．

それに対して腹臥位では固定点が両肘，両膝にあり腹臥位のほうがより安定した姿勢といえる．腹臥位では背臥位よりも固定点が多いため，抗重力運動が生じやすくなる．

長期臥床患者では背臥位に寝かせ続けられると，必ず風に吹かれた姿勢（wind-swept posture）を呈してくる．これはこの姿勢が風の勢いでなびいたような姿勢になることからつけられた用語である．この姿勢は徐々に進行するため，回りのものは気付きにくく年単位で変化していく．そのため，非対称性の増悪を早期に予知し，早期から予防していく必要がある．

2）関節への体重負荷，自発運動の意義

体重負荷をしないで，さらに自発運動が制限された関節では，結合組織の基本成分である蛋白多糖類が減少することが知られている[2]．重症児では20歳を過ぎるころから骨，筋などが老化し始め，骨折しやすくなったり，筋，靱帯を傷めやすくなる．

重症児が長期間，関節への体重負荷をすることなく臥床しているとしたら，蛋白多糖類の減少が生じていることも推測される．そのため，早期から結合組織の強化のためにも自発運動，体重負荷刺激を行う必要がある．

2．痙直型両麻痺（spastic diplegia）

1）臨床像

図 5-1 は軽度両麻痺で左側がより障害されており，起立のときに右下

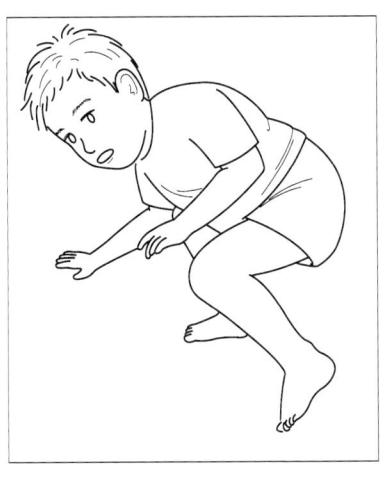

図 5-1 軽度痙直型両麻痺
左側がより障害されており，起立時に左下肢の股関節内旋と尖足が認められる．

肢に主に体重をかけ起立しようとしている．左上肢の屈曲と，左下肢の
股関節内旋と強く屈曲した膝と足関節底屈位をとっている．この症例は
軽度痙直型両麻痺で，起立直後に静止することが困難で，すぐに前方へ
突進するように歩く．体幹は前傾し，股関節が屈曲・内旋し，膝関節は
屈曲（左＞右）し踵を接地できず尖足位で歩行する．足底での接地面積
も狭く立位バランスを保つには不利な状況である．このような症例では
いかに体幹を直立位にし，股関節，膝関節の伸展を獲得するかが課題と
なる．正常な人でも股関節と膝関節を屈曲して歩くと，踵を接地しずら
くなる．

股関節内旋
足関節底屈位

2）痙直型両麻痺の病因

脳性麻痺の痙直型両麻痺の多くが未熟児から発生することはすでに知
られてるが，最近，未熟児の脳室周囲白質軟化症（periventricular leu-
komalacia：PVL）が両麻痺の原因の主要なものであることがわかって
きた．このPVLの程度が軽度であれば両麻痺の原因となり，PVLの領
域が拡大して上肢や顔を支配する錐体路まで障害されてしまうと四肢麻
痺（quadriplegia）となる（図5-2）．

脳室周囲白質軟化症

四肢麻痺

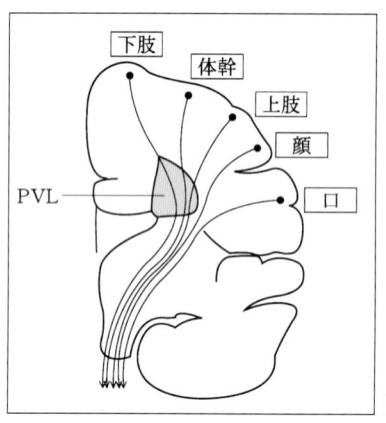

図5-2 脳室周囲白質軟化と錐体路

また，胎児の脳の血液補給は最も代謝の活発な部位へ向かう．そのた
め，尾状核近くのジャーミナルマトリックスと脳室周囲の領域が未熟児
では損傷を受けやすくなり，脳室内出血を起こしやすくなる．

脳室内出血

満期産で脳障害を受けると脳細胞の発生がほぼ終了しているため，一
次的な障害から遠く離れた領域の異常な機能を生じる可能性がある[3]．
この遠く離れた部位とは将来的に本来障害部位と連絡をとる予定であっ
た場所を意味している．早産未熟児では脳細胞の発生が継続しているた
め，新たに発生した脳細胞が障害された脳細胞を代償し，回路を再編成
することで脳障害の影響を修復する可能性がある．

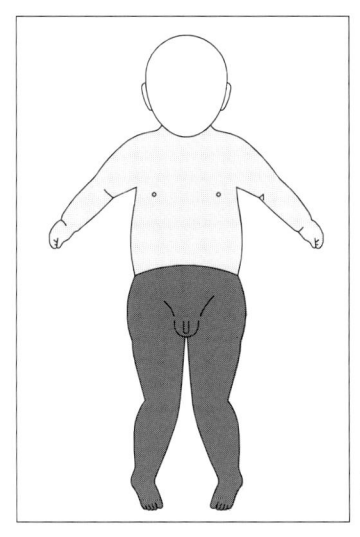

図5-3 痙性分布
黒い部分ほど強く痙性が分布している．

3）両麻痺の痙性分布

両麻痺では痙性が主に骨盤帯と下肢に分布するが，体幹および上肢にも軽度の痙性分布を示す．そのため，上肢機能にも問題をもつことが多い（図5-3）．また，痙性分布には必ず左右差がある．体幹深部筋の痙性分布の非対称性により，肩甲帯と骨盤帯の位置（アライメント）異常が発生しやすくなる．また，体幹の表在筋，とくに内転筋と内旋筋の痙性分布により，四肢の外転運動が制限されてしまう．

まれに失調を伴う両麻痺が存在する．Hagberg（1970）[4]が家族性に発生した2例の失調型両麻痺を報告している．臨床像は失平衡障害症候群（dysequilibrium syndrome）に類似しており，固有感覚障害や認知障害，企図振戦は軽度であるとされている．

4）両麻痺の発達の特徴

新生児期では両麻痺の症状は目立たない．大脳皮質レベルの活動がまだ活性化しておらず，むしろ皮質下の姿勢である全身屈曲優位状態を保ち，正常新生児の屈曲優位姿勢と区別が困難である．しかし，よく観察すると下肢の運動が少なく，また下肢の分離運動がほとんどみられなかったり，膝窩角（popliteal angle）が拡大することがある．

下肢の分離運動を確認する方法として，乳児の膝を軽く伸展位に保持する．そのまま保持して足部に背屈や底屈運動が生じるかどうかで判断できる．両麻痺の場合，膝を伸展位に保持すると足部の背屈運動が出現しにくくなる（図5-4）．

膝窩角の検査では，より障害されている側が初期には拡大する（図5-

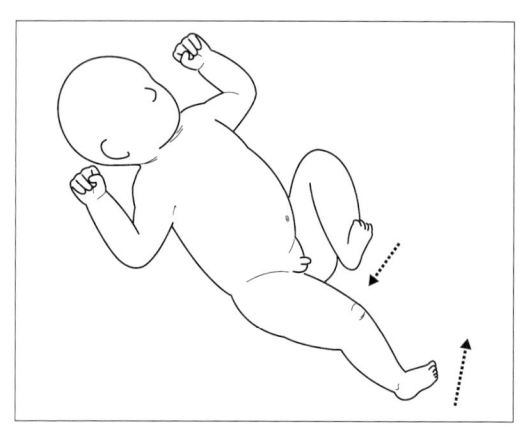

図5-4 膝を軽く伸展位で保持し，足部の背屈運動が出現するか観察する．

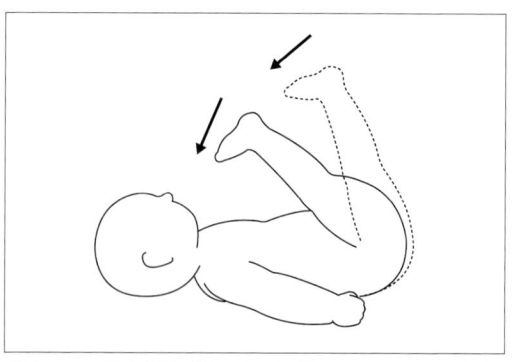

図5-5 新生児初期にはより障害された側の膝窩角が拡大することがある．

5)．新生児期のPVLの有無で将来両麻痺の出現が強く予測される．このような乳児に対しては新生児集中治療室（newborn intensive care unit：NICU）の段階から，両下肢の運動性を高めるように刺激を加える必要がある．とくにキッキングの誘発を行い，下肢の運動性を外転・外旋方向に誘導する．また，体に働く体の立ち直り反応を誘導し，肩甲帯の回旋に対する骨盤帯の回旋を誘導する．下肢の運動性の誘発には両生類的反応（amphibiun reaction）を引き出したり，足部を刺激してキッキングを引き出すことができる（図5-6）．

新生児集中治療室

キッキングの誘発

両生類的反応

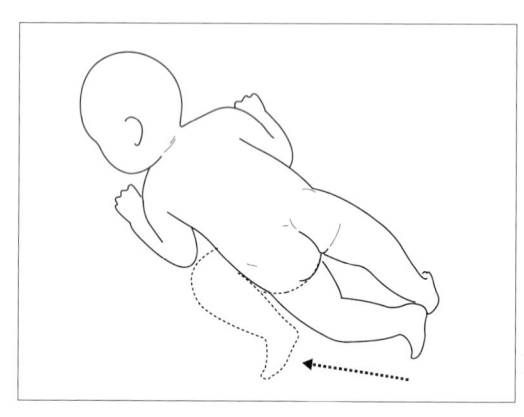

図5-6 前足部を軽く内がえしすると下肢の屈曲運動を誘発できる．

5）両麻痺の頭のコントロール

頭のコントロール

　頭のコントロールは生後4～5カ月で獲得するが，なかには遅れる児も存在する．また遅れる児では頭の形状も非対称的で斜頭を示す場合がある．

6）両麻痺のキッキング

キッキング

両麻痺の下肢のキッキングは一般的に少なく，新生児期では外転・外旋位をとり，不活発である．しかし，頭のコントロールや上肢の活動が増加してくる生後3～5カ月にかけて，連合反応により下肢の潜在的な痙性が出現してくる．

この時期に母親は赤ちゃんのおむつ交換のときに，自分の子どもの下肢が開きにくくなっていることに気がつく．ひと昔前ではこのような症状に気がついて受診しても股関節脱臼を疑われ，X線写真の結果異常がないと，様子をみましょうといわれることが多かった時期がある．しかし，今では新生児期にすでに脳室内出血やPVLを発見されることが多く，赤ちゃんの下肢に問題が現れることを事前に伝えられるようになってきた．

超早期に理学療法が開始される現在，股関節脱臼を疑うことは二の次になったが，この脱臼の危険性はのちに出現してくる．

臼蓋形成不全
股関節形成不全

下肢の運動が少ないと股関節が刺激を受けず，臼蓋形成不全が生じる．さらに股関節で体重負荷を経験しないと股関節形成不全が強まる．その結果，大腿骨頭の受け皿でもある臼蓋が浅くなり，下肢の痙性による内転・内旋で股関節は亜脱臼となり，さらに脱臼へと徐々に進行していく結果となる．

亜脱臼　脱臼

両麻痺のキッキングの特徴は定型的な伸展パターンと屈曲パターンを繰り返すことである．つまり下肢を屈曲するときには必ず股関節屈曲・外転・外旋/膝関節屈曲/足関節背屈をし，下肢を伸展するときは必ず股関節伸展・内転・内旋/膝関節伸展/足関節底屈をしてくる（図5-7）．ま

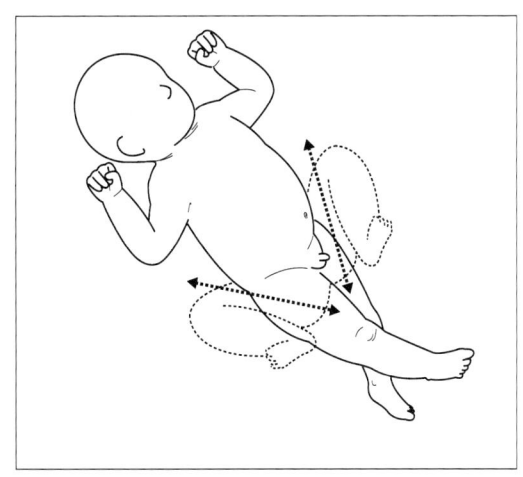

図5-7　両麻痺のキッキング

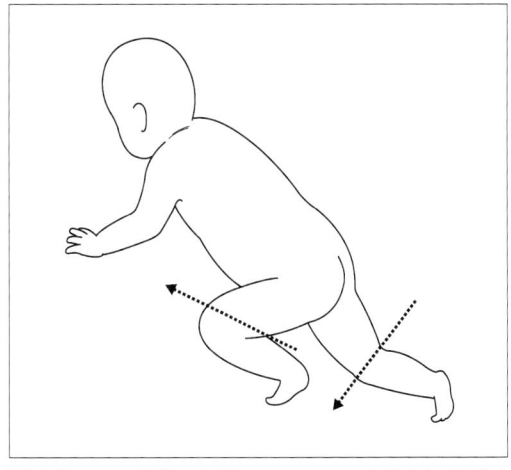

図5-8　より健側の下肢のキッキングがより患側の下肢の内転・内旋を増悪させる．

た，左右差が必ず存在し，より軽度の下肢のキッキングが多くなる．その結果，より患側の下肢は健側の下肢のキッキングによって股関節の内転・内旋を強めてくる（**図 5-8**）．その結果，より健側のキッキングは患側の股関節の亜脱臼や脱臼を生じる要因となる．

7）両麻痺の寝返り

寝返り

　上半身の過剰な努力により寝返り動作を行えるようになる．ここで注目しなければならないことは，背臥位から側臥位になろうとするときに頸部を強く屈曲し，上肢を前方屈曲し，体幹の屈曲を強めながら姿勢を変えようとするパターンである．それと同時に連合反応により両下肢は内転・内旋を強めてくる．側臥位まで姿勢を変換したあとは，重力方向に倒れ込むように腹臥位になる．

　また，腹臥位から背臥位には頸部の過剰な伸展と回旋により姿勢を変えようとする．

on hands

on elbows

　腹臥位姿勢は軽度両麻痺では on hands をとることがあるが，上半身と上肢にも痙性が分布しており，正常児のように十分脊柱と上肢を伸展することが困難なため，通常 on elbows でいることが多くなる．

8）両麻痺のハイハイ

ピボット運動

　正常児のようにハイハイを始める前にみられるピボット運動が通常みられない．これはピボット運動に必要な体幹の伸展と回旋を発達させていないためである．また，ピボットに必要な下肢の外転運動も痙性により阻止されてしまう．

屈曲パターン
伸展パターン

　また，正常児でみられるハイハイの上下肢の交互性も一般的にはみられない．軽度な両麻痺ではこの交互性をみせるかもしれないが，下肢の運動は定型的で屈曲パターンと伸展パターンを繰り返す．そして，伸展パターンは突発的な運動として現れる．

　多くの両麻痺は両腕を胸の下に巻き込むように，身体をたぐり寄せるように前進する．上肢をたぐり寄せるときには腕の屈曲と回内を強める．その結果，潜在的な上肢の痙性が強まり，上肢を自発的に完全伸展できなくしてしまうことがある．軽度，中等度の両麻痺で，より健側を動かすことができる場合には上肢の推進動作と同時にどちらか一方の下肢を屈曲したり伸展したりする．そのため，より患側の下肢は健側に引かれ股関節内転・内旋を強めてくる．

　このように下肢を動かすことができる両麻痺でも正常児のように足底を床に向けることが困難である．

9) 両麻痺の起き上がり動作

両麻痺では体軸内回旋を伴った床からの起き上がりができず，対称的な動作で割り座になる．正常児が最初に腹臥位から座位になるときも四つ這い位からお尻を両足の間に落として割り座になることがあるが，正常児では体軸内回旋を発揮して，四つ這い位から体幹を回旋し，横座りを経由してring sittingへ移行していき両足を前に出して座る．

割り座は両麻痺が両手を自由に使用できる唯一の座り方である．一度，割り座を覚えてしまうと，他の座り方を自分からはしなくなる（図5-9）．

割り座

ring sitting

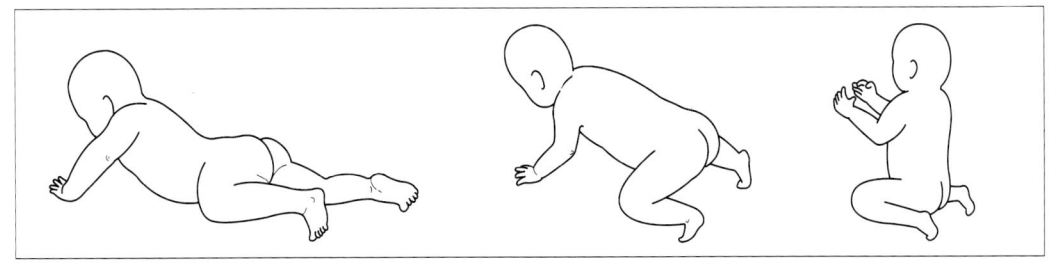

図5-9 腹臥位から対称的に割り座に移行する．

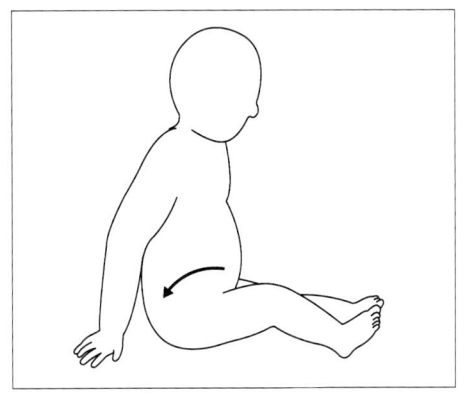

図5-10 骨盤を後傾し，両手を後ろに支えた長座位をとる．

他の座位姿勢に置くと両手を床から離すことができず，両手活動ができなくなる．両麻痺を長座位に置くと，骨盤は後傾し，仙骨部で体重を受け，脊柱を伸展することができない．長座位ではハムストリングスが痙性のため短縮し，骨盤を後傾させてしまう（図5-10）．その結果，脊柱を伸展することが困難となる．さらに膝関節を屈曲し，自分では膝伸展することができない．また，内側ハムストリングスの痙性がより強いため，股関節を内旋する要因となる．

ハムストリングス

この長座位では両手が使用できなくなるため，軽度な両麻痺児で両手を離すことができる場合を除いて，両麻痺児はこの姿勢を自分からとる

ことはない.

10) 痙直型両麻痺の割り座に対するアプローチ

(1) 脊柱の抗重力伸展が不十分な重度痙直型両麻痺(屈曲型), 中等度〜軽度痙直型四肢麻痺の場合

屈曲型に属する痙直型両麻痺では脊柱の抗重力伸展が不十分なため, 割り座へと起き上がるときに頸部を屈曲し, 両足を腹部に近づける. そして次に体を起こすとき, 頸部だけを強く過伸展し上体を起こしてくる. これは脊柱全体の伸展力のなさを代償するためで, 後頸部の短縮につながる.

上体を起こすときに上肢の伸展が不十分で, 上肢は軽度内旋, 内転位をとり肘が完全伸展することはない. また, 手指も完全伸展せず屈曲位を示す.

(2) 脊柱伸展がある程度可能な中等度〜軽度痙直型両麻痺の場合

体幹の伸展がある程度可能で伸展型に属す. 腹臥位で上肢伸展位の on hands 肢位をとることができる. そのため, 起き上がるときには上肢を伸展し, 床を押して上体を持ち上げようとする. 次に骨盤を床から持ち上げ, 股関節と膝関節を屈曲してくる. そして殿部を内旋位をとる両下肢の間にストンと落として割り座になる. このタイプでは脊柱が伸展できるため, 上肢は割り座では自由になり, 遊ぶことができる. しかし, 他の座位では体幹が不安定になり上肢は支持のために使われるため, 手を使っての遊びができなくなる.

とんび座り, 割り座, W-sitting などのよび方がある. この割り座は正常児でも経験するため, この座り方自体は異常とはいえないが, 脳性麻痺の多くがこの座り方だけしかできないことが問題となる. 割り座では基底面が広くなり安定性が増し, 両手を床から離して遊ぶことを可能にする.

割り座で足部を観察するとどちらか一方が外返し位をとり反対側が内返し位となり, 非対称的な足部を示すことが多い. これは股関節の内旋の強さに影響されて生じる.

痙直型両麻痺児は座位をとるまでの運動発達のなかで, 骨盤の運動性を伴った腹筋の収縮や下肢の分離動作, 体幹の伸展と回旋要素を獲得していない. そのため, 子どもの自発性が高まってくるにつれて, 下肢の機能の不十分さを上体で代償することを学習してしまう. そのため下肢の痙性は徐々に強まり, 下肢の分離動作がさらに困難になってくる. そして, 下肢の全体的な屈曲パターンを利用した座り方, すなわち割り座のみが可能となる.

2. 痙直型両麻痺（spastic diplegia）

　両麻痺児を長座位に置くと骨盤は後傾し，仙骨部で体重を受けてしまう．両側のハムストリングスは短縮し，両股関節は内転，内旋位をとる．また両膝も屈曲し，足関節は底屈位をとる．長座位姿勢を保つためには，後方に転倒しないように体幹の屈曲を強め，上体を前方に運ばねばならない．

　このように割り座しかできない両麻痺児に対して長座位を経験させることは全身を分離することにつながる．全身の分離とは長座位のように体幹の伸展と股関節の屈曲，そして膝関節の伸展のように異なる要素が姿勢のなかに存在することを意味している．両麻痺児では体幹屈曲，股関節屈曲，膝関節屈曲の座位姿勢をとりすべて屈曲の要素から成っている．

　長座位そのものをとらせる必要はないが，長座位と同じ姿勢を経験させていく必要がある．そのため，立位から治療をスタートさせる方法がある．立位は比較的全身が伸展の要素が多く，立位姿勢から始めると伸展と屈曲の要素を組み合わせやすくなる．

　立位をとらせ，セラピストは膝を保持する．次に下肢を外旋させながら，ゆっくりと踵の方に体重を移動させていく．

　子どもの殿部をセラピストの肩で受け，この状態でハムストリングスや下腿三頭筋の伸張と足関節背屈，骨盤の前傾，下部腹筋の収縮をはかる．

　子どもの脊柱が屈曲しているようなら，一度前方に押し戻し脊柱の伸展を促す．空間で子どもを長座位姿勢と同じパターンをとらせることができたら，次に子どもの殿部をセラピストの肩から胸，腹部へと降ろしていく．最終的には膝の上に殿部を降ろすか，床の上に降ろして長座位を完成させる（図5-11）．

全身の分離

長座位

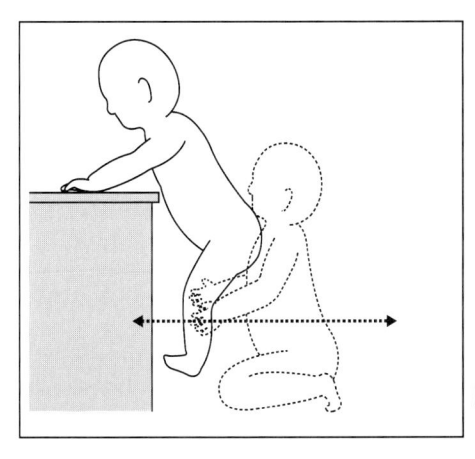

図5-11　立位から長座位パターンへ誘導

11）両麻痺の移動

両麻痺児の体幹では伸展と回旋が不足している．また，正しい四つ這い姿勢がとれないため，割り座の姿勢から殿部を少し持ち上げ上肢に体重移動をすることを繰り返しウサギ跳びをする（図5-12）．下肢の交互運動は少なく，両下肢を屈曲位のまま前進する．その結果，将来の歩行に必要な下肢の交互運動を経験することが極端に少なくなる．

両麻痺児ではこのウサギ跳びが長期化する傾向をもっている．この移動方法が長期化すると，立位に必要な股関節や膝関節の伸展が発達しない．そのため，早期に立位を治療に取り入れる必要がある．

中等度～軽度両麻痺児では異常なパターンではあるが四つ這いができることがある．四つ這いができる両麻痺では，上下肢の交互性がみられるが，骨盤が左右に動揺し，体重を適切に股関節で受けることができない．この動揺性は中殿筋が働かないトレンデレンブルグ歩行でみられる体幹の動揺性と類似している．また，下肢が過剰な伸展パターンに入り込むため，股関節の内転・内旋が強まる（図5-13）．

体重移動
ウサギ跳び

下肢の交互運動

四つ這い

トレンデレンブルグ歩行

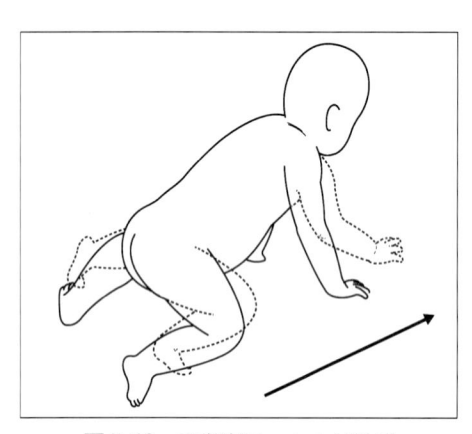

図5-12　両麻痺児のウサギ跳び

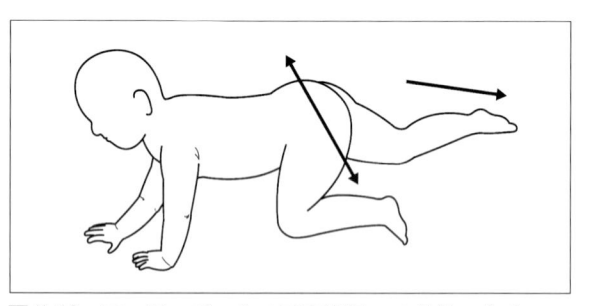

図5-13　四つ這いができる両麻痺児では骨盤の左右への動揺，過剰な下肢の伸展パターンの出現がみられる．

12）両麻痺のつかまり立ち

正常児のように両下肢を分離して動かすことが困難なため，膝立ちから片膝立ちへ移ることが困難である．そのため，両腕の力で立位へと自分の体を引き上げ，両下肢はほぼ同時に突っ張り立ち上がろうとする（図5-14）．しかし，足部の背屈が困難なため，前足部で体重を受け尖足位で立位をとる．正常児でも，つかまり立ちの初期の段階では両麻痺児のように直線的な起立パターンをとる．しかし，両麻痺と違って決して股関節内旋はみられない．正常児がこのような直線的な起立パターンを初期

つかまり立ち

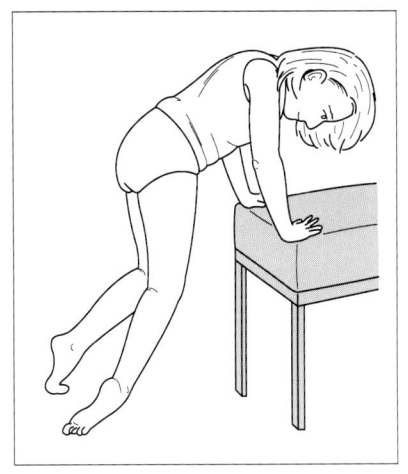

2．痙直型両麻痺（spastic diplegia）　103

図5-14　両麻痺のつかまり立ち

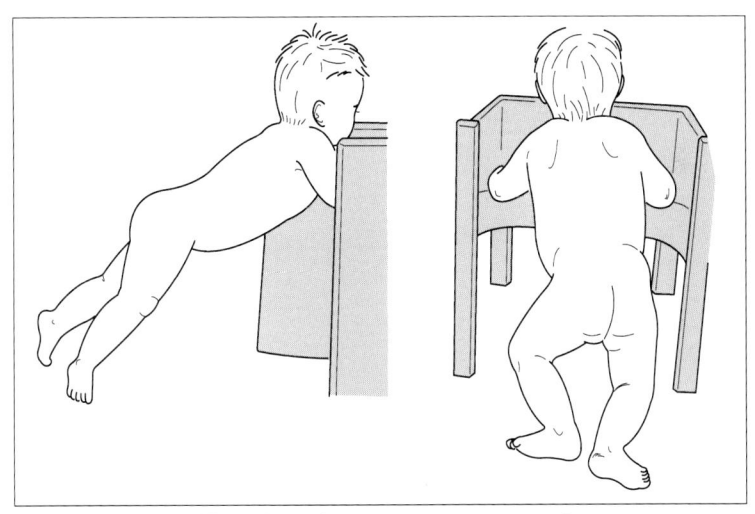

図5-15　正常児にみられるつかまり立ち
初期の直線的な起立パターン

の段階でとるのは一側下肢での体重負荷の筋力が未発達のためと考えられる．また，立位での平衡反応が成熟していないため，動作を両側同時に行うことで安定を保っているともいえる（図5-15）．

　これまでの研究では1歳半〜2歳半での座位と四つ這いの運動コントロールが両麻痺児の歩行機能獲得を予測するとされている．Molnar（1979）によると痙直型両麻痺児の半数近くは独歩が不可能で，歩行が可能となる場合には3歳までに歩行を開始するとしている．しかし，学齢期になってからでも独歩が可能となる例も多々あり，両麻痺像も変化していると考えられる．

13）両麻痺の立位姿勢

立位姿勢　屈曲型

　両麻痺児の立位姿勢は大きく二分される．その1つが屈曲型とよばれ

る姿勢で，体幹の屈筋群の過緊張により脊柱の重力に逆らった伸展が発達していない(図5-16)．そのため，脊柱は屈曲し骨盤は後傾する．股関節の屈曲を脊柱で代償することができないため，常に後方へ転倒しやすくなる．歩行では体幹部の可動性がないため，体を前後に動かして鳩のように歩く．もう一方の伸展型とよばれるタイプよりも障害程度は重症である．このような屈曲型の子どもは独歩が困難で，歩行器やクラッチに頼らなければ歩行が困難となる．また，松葉杖を使用すると，ますます体幹の屈曲を強めてしまうため，杖はロフストランド杖が好ましいといえる．歩行器ではPCW（postural control walker）を使い，脊柱の伸展を日常的に促すことが試みられている．

ロフストランド杖
PCW

伸展型

もう1つのタイプに伸展型とよばれる姿勢がある(図5-17)．伸展型では体幹の同時収縮は屈曲型に比べて軽度となる．体幹は股関節屈曲を代償するため，代償的伸展をする．骨盤は前傾しており，膝は屈曲位をとるため下腿の振り出しが困難となる．

代償的脊柱伸展

代償的脊柱の伸展により，腰椎の前彎が強まり，体重増加により股関節の屈曲と内旋，膝屈曲が年長になると強まってくる．

体重は前足部の内側縁にかかり，外反変形を生じ，足底アーチは低下してしまう．また，両下肢の内転のため，基底面は狭くなりバランスをとることが困難になる．そのため，静止立位をとることが困難で，歩行中に停止することがむずかしくなる．

静止立位

歩き方は前方に突進するように歩き，ゆっくりとは歩けない．そして，体幹を左右に揺すりながら体重移動を行う．

図5-16 痙直型両麻痺の屈曲型

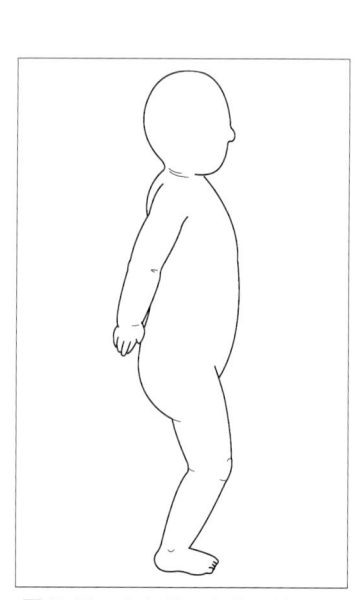

図5-17 痙直型両麻痺の伸展型

14）両麻痺の認知障害

認知障害
図と地の弁別障害

両麻痺児では両手が使用できるため，認知障害に気づかないでいることがある．一般的には図と地の弁別障害（ground-figure discrimination）をもっていることが多いとされている．この図と地の弁別は大勢のなかから知人を探し出したり，沢山ある商品コーナーで欲しいものを見つけたりすることが例としてあげられる．

また，口のなかでの弁別障害をもつともいわれている．この障害は混ぜご飯など一度に多くの味覚が口のなかに入ってくるとそれぞれの素材を弁別することが困難になる．

両麻痺児のなかには電気炊飯器などのスイッチが切れる音など恐怖の対象にならないようなものを恐がることがある．

また，行動の切り替えが遅く，新たな局面に向かえない特徴をもっている．そのため，母親にとってはいつもぐずぐずしている子どもと思われてしまう．このような行動特性をもっている両麻痺児に対しては目標を言語化してあげることが大切といわれている．具体的には"これからこれとこれをやろうね"などと行う行動を事前に認識させるような働きかけが必要とされている．

身体像

両麻痺だけに限らず脳性麻痺児の多くは身体像に歪みがあると考えられる．この身体像は自分の位置などを認識するうえで不可欠になる．両麻痺では左右がよくわからないことや方向音痴などがみられることがあるが，これは自分の身体と環境の相対的な位置関係が把握できていないことによる．

15）つま先歩きをする子どもたち

尖足歩行（つま先歩き）

神経学的な異常を認めず，尖足歩行（つま先歩き）をする子どもがいる．これは刺激に過敏な子どもに多く，前庭機能の異常があり，皮膚（足底）接触から起こる防御反応がつま先歩きの原因の1つと考えられている．また，先天的なアキレス腱短縮（congenital short tendo calcaneus）によっても生じ，環境的因子として歩行器の使いすぎから生じることもあるといわれている．

アキレス腱短縮

16）股関節脱臼

骨盤の捻転は一側股関節の内転・内旋パターンが増強することによって生じる．この骨盤の捻転は股関節脱臼や股関節屈曲拘縮に結びついてくる．

股関節脱臼
股関節屈曲拘縮
前捻角

大腿骨の前捻角（図5-18）は生後から徐々に下肢の運動と体重負荷に

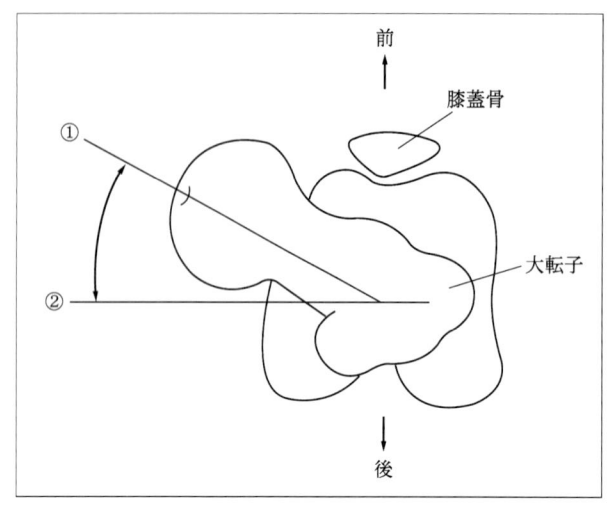

図 5-18 前捻角
①：大腿骨頸部を通る線，②：大腿骨の前額面に平行な線．
　乳幼児では30〜40°であるが，成人になると減少する．また，脳性麻痺では増加する傾向がある．

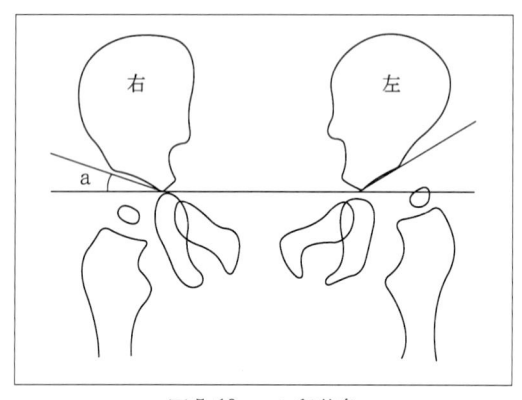

図 5-19 a：臼蓋角
右：正常，左：臼蓋形成不全．
乳幼児では30°以下が正常．

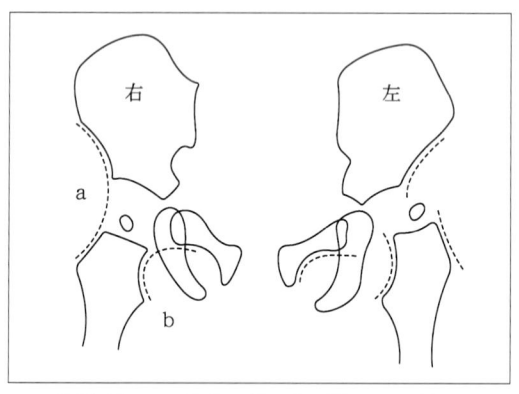

図 5-20 a：Calve 線，b：Shenton 線．
右：正常，左：脱臼．

より自然に減少してくる．しかし，脳性麻痺児ではかえって増大する傾向をもっている．

股関節内転・内旋変形
大腿筋膜張筋

　股関節の内転・内旋変形は同時に起きる．この変形の責任筋は大腿筋膜張筋と考えられている．また内転では長内転筋と薄筋の痙性が要因と考えられている．主要な股関節脱臼の原因は股関節の形成不全が背景に存在している（図5-19）．この形成不全は幼児期の初期において下肢運動が不足し，支持性の発達欠如により股関節形成が阻害される．この形成不全に加えて内転・内旋が脱臼を強めてしまう．股関節が亜脱臼，脱臼へと進行していくとCalve線とShenton線が崩れてくる（図5-20）．center-edge angle（CE角）は臼蓋形成不全や亜脱臼があると角度は減少する（図5-21）．

Calve 線　Shenton 線
center-edge angle（CE角）
臼蓋形成不全　亜脱臼
頸体角
外反股　内反股

　頸体角は大腿骨幹軸と頸部を通る軸のなす角度で，成人では125〜135°である（図5-22）．この角度が大きくなれば外反股，小さくなれば内反股

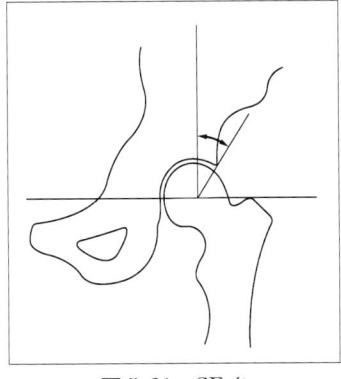

図 5-21 CE 角

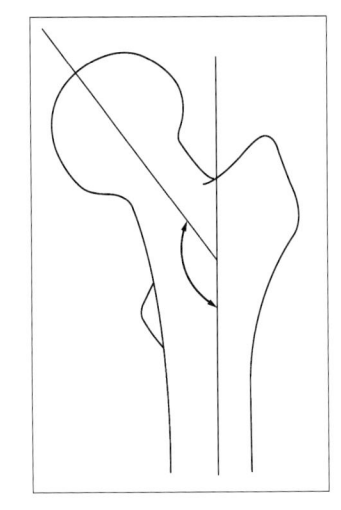

図 5-22 頸体角

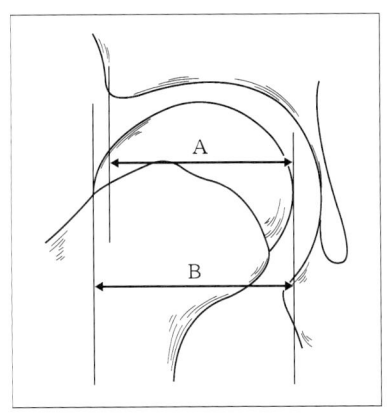

図 5-23 AHI
AHI＝大腿骨頭内側端から臼蓋縁外側端までの距離(A)/大腿骨頭横径(B)

という．

AHI
臼蓋形成不全

　AHI（acetabular-head index）は大腿骨頭の大きさと臼の深さとの不均衡の度合いを表現するための指標である（**図5-23**）．臼蓋形成不全での大腿骨頭に対する臼蓋の被覆状態を表すのに用いられる．また，亜脱臼症例に対する運動療法の効果判定にも利用することがある[6]．

3. 痙直型片麻痺（spastic hemiplegia）

1）初期症状

痙直型片麻痺

痙性

　口腔周辺に現れることがあり，泣いたり，笑ったりするときに舌の非対称性や口唇の非対称が生じることがある．生後2～3カ月では明らかな痙性は認められないが，上下肢の自発運動は低下している．片麻痺は

早期から左右差をもっているため，比較的早期診断がつきやすいが，周産期医療の進歩により減少を示している．

新生児期では手指の動きは少なく，下肢は未熟なパターン（primitive pattern, flog like posture）をとっていることが多く，下肢の障害は初期には目立たない．そのため上肢だけの障害とされて単麻痺として診断されることがある．しかし，脳性麻痺で単麻痺は非常にまれで，このような場合でも下肢を注意して観察すると，左右差を確認することができる．初期には下肢の痙性が目立たなくても，ハイハイ，起立，歩行へと下肢の活動性が高まるにつれて痙性が強くなる．

また，痙性が軽度な場合，初期には上肢の自発的な運動がみられるが，治療せずに放置すると，上肢機能は未熟なリーチと把握にとどまるか，連合反応の結果，さらに悪化する危険性をもっている．

通常，母親は3カ月ごろ，患側の手の動きの少ないことに気づく．また，手を握っていることが多いことに気がつく．すなわち，このころから上肢に痙性を認めるようになる．これは健側の手の自発的活動が増加

屈筋痙性　　　してくるにつれて，患側の屈筋痙性が発現してくるためである[7]．
片麻痺　　　　片麻痺の上肢は肩関節の後退が徐々に強まり，正中位指向に必要な上
前方突出　　　肢の前方突出が困難となる．そのため，左右の上肢の出会いが非常に遅
斜頸　　　　　れてしまう．頭部は健側に向けていることが多く，斜頸を疑われることもある．これは健側への視覚指向が強いことと，健側上肢と目が協調するためと考えられる．

2）片麻痺の発達の特徴

両側使用段階　　片麻痺児は正常児が通過する両側使用段階（bilateral stage）を経験す
感覚-運動協調　ることが少ない．正常児の場合，この両側期において両側の感覚-運動協
利き手　　　　調が発達していく．この両側期では利き手がはっきりせず，両手を同程度に使用し，後に利き手が確立してくる．そのため，生後1年以内には利き手は確立しないので，その時期に左もしくは右を明らかに優位に使用するとしたら注意が必要である．

(1) 片麻痺の正中位指向の特徴

片麻痺児は健側の上肢のみを正中位に運ぶことができる．この健側の
正中位活動は頭を健側に向けるだけではなく，患側の潜在的な痙性を高
める結果にもなってしまう．また，頭部が健側に向くため，非対称性頸
非対称性頸反射　反射（ATNR）の影響で後頭側である患側の上肢の屈曲が強まってしまう（図5-24）．

(2) 片麻痺の寝返りの特徴

片麻痺児は患側の肩甲帯の後退があるため，患側上肢を前に運ぶこと

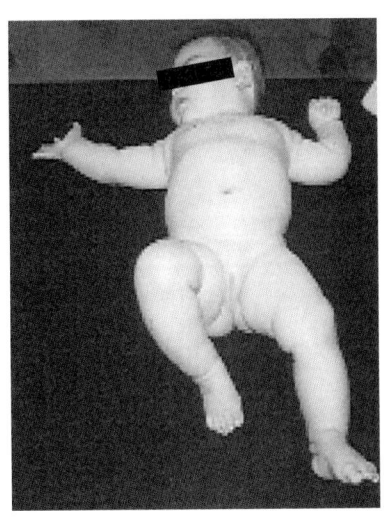

図 5-24 非対称性頸反射の影響を受けた左片麻痺女児

ができず患側上肢が体の正中線を越えて内転することが困難である．しかし，健側手は寝返りをする以前から，正中位指向を繰り返し経験しているため，容易に体の正中線を越えることができる．そのため，健側上肢の前方突出と肩屈曲を行い患側方向に寝返りをするようになる．この健側の活動は連合反応により，患側の痙性をそれまで以上に強める結果となる．

寝返り

(3) 片麻痺のハイハイの特徴

健側上肢でたぐり寄せるように推進する．そのため，連合反応の影響により患側上肢の屈曲，肩後退が強まり，同時に手指の屈曲も強まる（図5-25）．

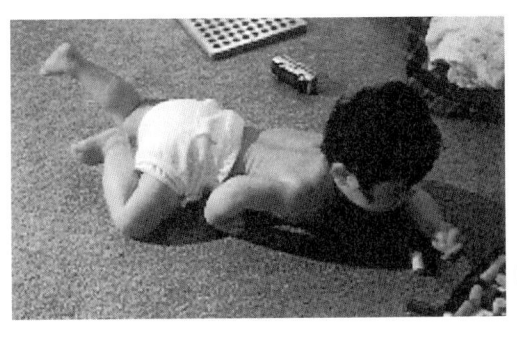

図 5-25 右片麻痺児のハイハイ

ハイハイ
引き起こし反応

ハイハイの際，患側の骨盤は後方へ引かれ，患側の体幹の短縮が生じてしまう．この時期に引き起こし反応を観察すると，引き起こす過程で患側上肢は屈曲を強め，肩甲帯の後退を伴う．また，患側下肢の股関節内転，膝関節の伸展，足関節の底屈，足趾の鷲指（clawing）が起こる．

(4) 片麻痺の四つ這い

四つ這い

比較的上肢の障害の軽い場合に四つ這いをすることがあるが，通常，上肢を体重支持に用いることができないため四つ這いを経験しないことが多い．そのため，初期の移動は寝返りやハイハイが主体となる傾向をもっている．

Robson(1975)は片麻痺児の歩行獲得時期を2つの群に分類している．すなわち，歩行前に四つ這いを経験した片麻痺児は平均15.5ヵ月で歩行を開始し，また歩行前にずり這いをした片麻痺児は平均21ヵ月で歩行を開始したと報告している．上肢機能が比較的良好な場合には体幹機能もある程度良好であるという．

(5) 片麻痺の座位

座位

正常児では四つ這い位から体軸内回旋により，座位に移行していくが，片麻痺の場合には腹臥位から四つ這い位を経由せずに起きあがってくる．

健側上肢を支持に用い，床を押して起きあがるため，患側上肢の後退と屈曲，患側体幹の短縮と患側骨盤の後方への回転を強めてしまう．そして一方向への体軸内回旋をより多く経験してしまう．また，起き上がりの際，素早く健側上肢で床を押す位置を変えるため，動作が速くなり，ゆっくりとした動作ができなくなる．

(6) 片麻痺のずり這い (suffling)

ずり這い

片麻痺児では座位を獲得すると，ずり這いを覚える可能性が高くなる．座位で体重を健側の骨盤に移動し，健側上肢を使い身体を揺すりながら移動する．子どもによっては上肢を使わずに骨盤と体幹の前後の動きでずり這うことがある．このずり這いによって，患側上肢の肩甲帯の後退を伴った屈曲，手指の屈曲，患側体幹の短縮，骨盤患側後退がさらに強まってしまう．このように，片麻痺児は立位に至るまで重力に抗した患側の股関節伸展を経験することがほとんどない．

(7) 片麻痺の起立 (stand up)

起立

片麻痺児は健側上肢で物につかまり，腕の力で身体を引き上げるようにして立ち上がる．そのときさらに患側上下肢の痙性は強まり，肩甲帯の後退を伴った屈曲，手指の屈曲，患側体幹の短縮，骨盤の後退が今まで以上に強まってくる．

膝立ち位　片膝立ち

膝立ち位から片膝立ちになるとき，子どもは最初に健側下肢に体重を移動し，患側下肢を前に踏み出すが，踵は接地できない．次に子どもは体重を素早く後方の健側下肢に移し立ち上がる．そのため，患側下肢の抗重力伸展活動が起きない（図5-26）．

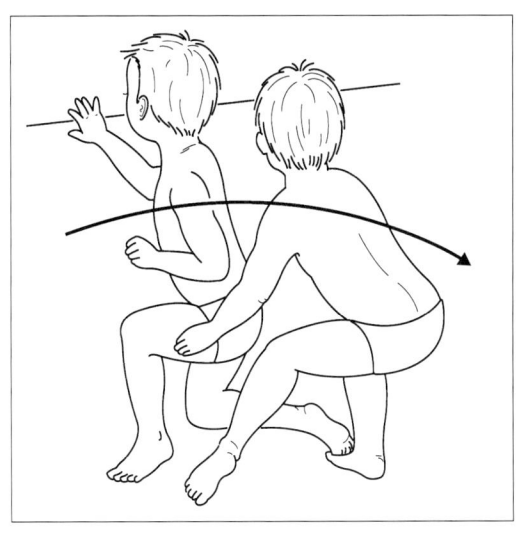

図 5-26　片麻痺児の起立パターン

(8) 片麻痺の歩行

陽性支持反応 　起立することにより，前足底部に圧刺激が加わるため病的陽性支持反応（positive supporting reflex）の影響により下肢の伸展パターンが強まる．しかし，股関節に屈曲が残る．その理由として次のことが考えられる．

① 伸展パターンといえども体重を支持するには不十分なため．
② 今までに正常な股関節の伸展が発達していないため．
③ 体幹の抗重力伸展の不足により，患側下肢に対して体幹を垂直に保つことができないため．
④ 内転筋のもつ作用として，股関節内転以外に股関節の軽度屈曲作用をもっており，股関節内転筋の痙性が強いと股関節を十分伸展できなくなるため．

片麻痺児は後方へのステップが両下肢とも困難になる．それは患側で股関節伸展と膝関節屈曲という異なる要素を組み合わせることができないことと，患側の骨盤を前方へ回転できず，股関節伸展を維持できず，健側の後方にステップが困難となる．

(9) 片麻痺の健側手

片麻痺児は片手で持てる小さな玩具を好む．そのため，健側の手のみを使用する傾向が強まる．また，両手を使用することが困難であるため，
健側手 　健側手を粗大な活動に用い，より巧緻的な活動には使用しない傾向がある（図 5-27）．

(10) 患側の手の活動と代償運動

患側手 　患側手にある程度の随意性をもっている場合に，患側の手の動きづら

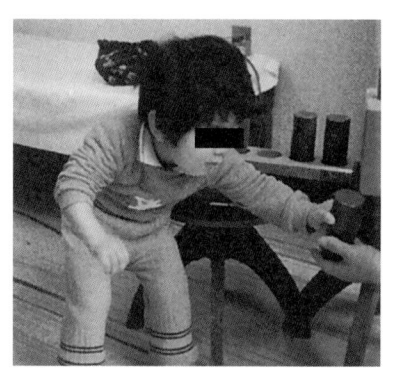

図5-27　右片麻痺児
右手を遊びに使用しない．

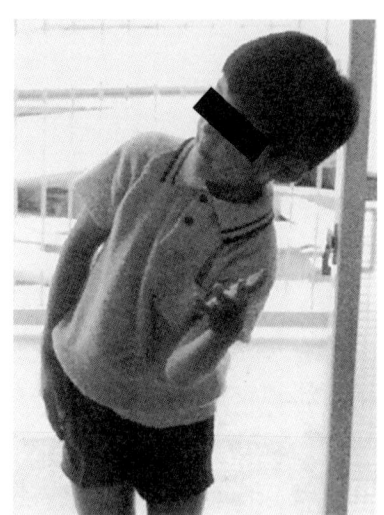

図5-28　回外運動に伴う代償運動

代償運動　　　　　　さを代償する頸部，体幹の代償運動が出現する．とくに患側上肢の前腕を回外するように指示すると，体幹と頸部は患側に側屈し，身体全体を使って回外運動を助けようとする（図5-28）．

(11) 片麻痺の尖足

尖足　　　　　　尖足を示す場合，膝関節を伸展位で足関節背屈制限がみられ，膝関節を屈曲位にして背屈したときに正常可動域まで背屈する場合は腓腹筋の短縮が考えられる．また，膝関節を屈曲しても足関節の背屈制限がみられる場合にはヒラメ筋も短縮していることが考えられる．児はこの尖足位の踵を接地させるために骨盤を後退させ，膝を過伸展する．そのため，
反張膝　　　　　　反張膝（back knee）が徐々に強まる．

(12) 片麻痺の連合反応

連合反応　　　　　　連合反応は健側が存在するため患側に出現する．連合反応は健側の強い随意的な努力に伴う異常な患側の定型的な運動パターンである．つまり，連合反応は痙性パターンのなかで筋緊張が高まる現象で，それはあたかも運動のようにみえるが，これは正常な動きではなく解放された緊張性反射活動のため筋緊張が変化することによる．

　　　　　　重度な痙性が分布していると，動きとしては現れないため，筋緊張の変化を触診することで確認することができる．

　　　　　　連合反応は定型的な痙性パターンで反応するため永続的な拘縮・変形の可能性が高くなるが，短期間でなく1年から1年半で明らかになる．

健側の随意運動　　　　　　健側の随意運動や努力により連合反応が出現する場合，単に患側の連合反応を抑制するのみでは改善しない．治療は患側の自律反応，随意運動を引き出すことによってのみ永続的な連合反応の消退を実現できる．

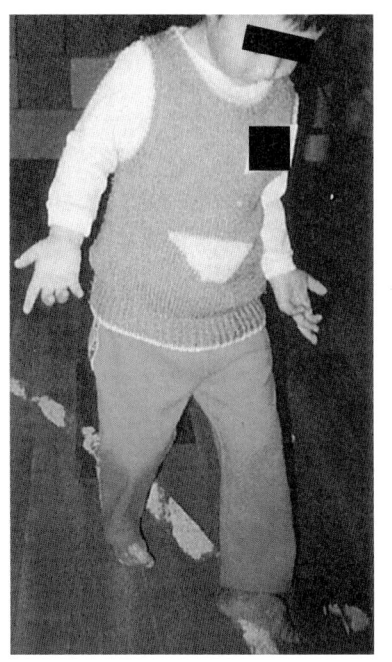

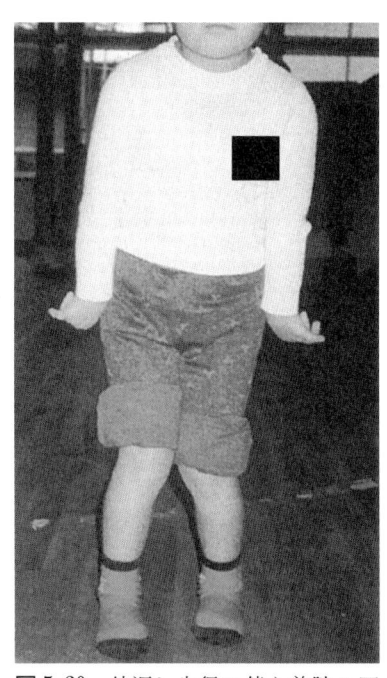

3．痙直型片麻痺（spastic hemiplegia） 113

図 5-29 足の内返し歩行に伴う前腕の回外連合運動（正常）

図 5-30 外返し歩行に伴う前腕の回内連合運動

⒀ 正常な連合運動

連合運動

連合運動は正常な運動で，両側に対称的な運動や類似した運動を引き起こす．連合運動は正常でありおよそ12歳までには自己抑制が可能となる．また，正常ではより動きを強めるときに生じる．立ち直り反応，平衡反応の未熟な段階では種々の連合運動が正常発達の過程のなかでみられるが，多くは学齢前までに抑制機能を獲得していく．

立ち直り反応
平衡反応

たとえば，足を打ち返しにしてO脚のようにして歩かせると前腕の回外が生じる（図5-29）．また，足を外返しでX脚様に歩かせると前腕に回内の連合運動が生じる（図5-30）．その他の例として，口を大きく開けると幼児では手も開いてしまう．また，片手に何かを持っていても一方の手を大きく開く運動により握っていた手が開いてしまう．つま先歩きをしてもらうと手指も強く伸展し，踵歩きをしてもらうと手関節が背屈してしまう．

つま先歩き
踵歩き

3）アテトーゼ型片麻痺

アテトーゼ型片麻痺

アテトーゼ型を伴う片麻痺は非常にまれである．不随意運動は末梢の手指に認められることが多く，手指を静止して止めることが困難で，手指のくねるような動きが不随意的に現れる．

4) 後天性片麻痺

痙攣や感染，頭部外傷などにより出現する．発症が5歳前では，より臨床像は脳性麻痺に近くなるが，5歳以後では，より成人片麻痺像を呈してくる．回復は中枢部から徐々に末梢へ進む．痙性は通常2〜3週で出現し，6〜8週で強まってくる．そのため，後天性の片麻痺のほうが変形・拘縮へと短期間に進展しやすくなる．また，粗大な患側無視は後天性片麻痺により多くみられる．

5) 片麻痺の問題行動

攻撃的な行動やかんしゃくを頻回に起こす傾向をもっている．また，根気がなく，多動でいつもイライラしやすく，疲れやすい傾向をもっている．この問題行動は両手活動ができないことに由来していると考えられており，両手を使用できないため，1つのことに集中できない．また，両手で物を操作することができないため，物の形や材質を学習することができない．そして，何かに取り組んでも成功することが少なく，どうしても破壊的になりがちとなる．

6) 片麻痺の治療

(1) 母親の教育

片麻痺児の多くが歩行を獲得していく．そのため，粗大な運動面では一応のことができるようになるため，母親は運動に関して楽観的になりやすい傾向をもっている．しかし，将来的に両手を使用することの重要性と必要性や，片手で可能な職業の少なさを早くから知ってもらう必要がある．

(2) 知覚改善

患側の手を使用できるようにするためには多くの感覚刺激が患側に加えられなければならない．そのため，多くの固有感覚刺激や表在感覚刺激を入れていき，複合感覚（cortical sensation）の改善を目指していく．とくに，片麻痺児は患側に触れられることを嫌がる．これは健側での代償の結果，患側に入る感覚刺激が減少したためである．そのため，早期から感覚刺激を入れ，のちの体重負荷の準備をしていく．

また，血管運動障害のため患側肢の循環障害を起こしやすく，寒い季節には手指の運動性が低下する．

(3) 両側の協調性の改善

過剰に患側を使用させようとする必要はない．とくに早期の段階では両側活動を中心に治療を進めていく必要がある．

⑷ 患側の異常発達を阻止

健側での代償運動を学習する以前に治療を開始することが必要である．特に上肢の自発運動を引き出し，多様な粗大運動が可能となるように台のせ反応などを応用した治療が必要である．

⑸ 連合反応の抑制

患側肢の自律的，随意的運動性を引き出すことが，結果的に連合反応を減弱していくことにつながる．そのため，他動的な操作による痙性の減弱に固執してはならない．

⑹ てんかんに対する配慮

クールダウン　　治療にはクールダウン（cooldown piriod）を準備しておく．痙攣発作が頻回に起こると，獲得していたことができなくなることがある．そのため過度の疲労を避ける必要がある．また規則正しい生活が行われているか注意を払う必要がある．

⑺ 年齢による特性

① 3～10ヵ月は異常発達が進行していないため，比較的治療がしやすい時期である．この時期に両側の相互活動を多く学習できる可能性がある．

② その後の4歳ごろまではなかなか治療に応じてくれない．そのため，たくさんの遊びと探索活動とそして成功できる課題を多く治療に導入しなければならない．

③ 4～8歳では拒否する態度が減少してくるため治療が容易になってくる．

④ 8～12歳では自分の障害を認めるようになり，治療の必要性を否定しようとする傾向がみられる．

⑤ 12～16歳では仲間と意味のある関係を形成することに関心が強くなり，治療にも関心をもつようになる．この時期では自己抑制を学習することや現実的な状況で治療を進めることが大切となる．

4．アテトーゼ型脳性麻痺

アテトーゼ（athetosis）の語源はギリシャ語で固定がない（without fixed posture）ことを意味している．かつて不随意運動の多くは舞踏病様運動とされていたが，1971年Hammondが一定の肢位がとれないものという不随意運動の概念をつくった．

不随意運動
アテトーゼ型脳性麻痺

周産期医療の進歩により重度のアテトーゼ型は激減した．中軽度のアテトーゼ型脳性麻痺も同様に少なくなってきた．

アテトーゼ型脳性麻痺は痙直型脳性麻痺と比較して上半身の障害が一

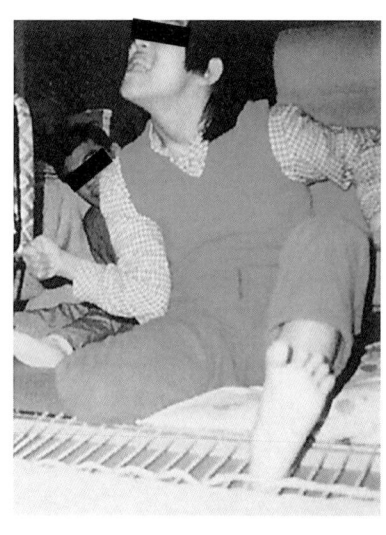

図 5-31 足を使って編み物をしている
アテトーゼ型脳性麻痺女児

般的に重いのが特徴である．そのため，足趾を使って日常生活活動を行う子どももいる[8]（図 5-31）．

1）アテトーゼ型脳性麻痺に共通する特徴

(1) 動揺性を特徴とする異常な姿勢緊張

アテトーゼ型脳性麻痺児は静止時でも絶えず身体の一部もしくは全部が動いており，この不随意運動は自分で止めることが困難である．このような動揺性を特徴とする姿勢緊張は同時収縮（cocontraction）の欠如もしくは同時収縮の持続が困難なためと考えられる．そのため，持続的に重力に抗した姿勢緊張を維持できず，持続した抗重力姿勢の保持が困難となる．また，過剰な相反抑制のため段階的運動（grading movements）が困難となる．過剰な相反抑制のため，どのような動作においても拮抗筋群の過剰な弛緩が生じてしまい，主動作筋，拮抗筋，共同筋が協調できないため，すべての動きが突発的になる．このような筋の変動は突然に起こり，予測することが困難である．

過剰な動作は関節の亜脱臼・脱臼を生じる原因ともなり肩関節，顎関節にみられることがある．下肢は比較的長期間，未熟なパターンを残存することがある．

(2) 頭のコントロールの欠如

左右対称的に頭を正中位に保持することが困難である（図 5-32, 33）．対称的な活動が得られないと，それ以降の発達はむずかしくなる．つまり，正常では 3 カ月以降両側期ともよばれ，左右対称的な姿勢が発達していく．

アテトーゼ型脳性麻痺児では頸部の同時収縮の低下により頭を正中位

不随意運動

同時収縮

段階的運動

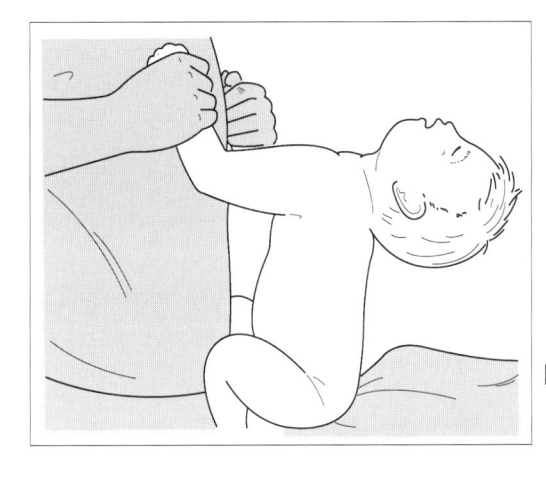

図5-32 引き起こしで頭を持ち上げてこられない低緊張期のアテトーゼ型脳性麻痺

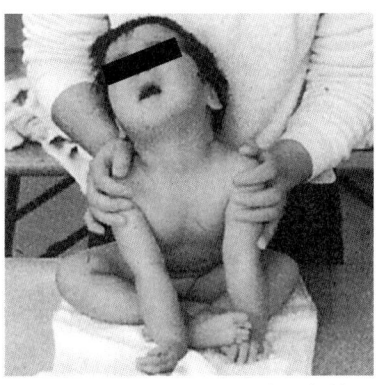

図5-33 座位で頭を中間位に保持できないアテトーゼ型脳性麻痺

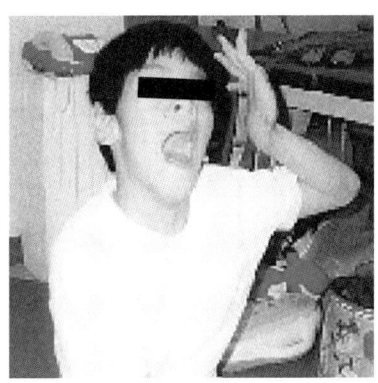

図5-34 頭部を正中位に保持できず強く開口するアテトーゼ型脳性麻痺

胸鎖乳突筋　　　に保持できず，どちらか常に一方へ回旋する．そのため，一側の胸鎖乳突筋が異常に筋肥大を起こしてくることがある．頭部を正中位に保持できないことにより体幹を対称的に保持することが非常に困難になってくる．また，頭部を正中位に保持できないため，下顎の偏位を生じ，呼吸機能，食事機能，発語機能に悪影響を及ぼしてくる（図5-34）．

(3) 呼吸パターン

呼吸パターン　　咽頭・喉頭などのスパズムにより間欠的な呼吸パターン（periodic breathing）になることが多い．つまり，規則的な呼吸リズムがスパズムによってさえぎられ，規則性を失ってしまう．一般に吸気が咽頭・喉頭・横隔膜のスパズムによってブロックされてしまう．また，舌根が沈下して，呼吸がブロックされることもみられる．

鼻呼吸　口呼吸　　多くのアテトーゼ児では鼻呼吸と口呼吸が分離できておらず，一般的に鼻呼吸が困難である．多くが口呼吸をしており，口の機能が摂食と呼吸を同時に行わなくてはならないため誤嚥の原因にもなる．

(4) 発　声

発声　　　　　　　　　持続した発声が困難で，爆発的・断発的で不明瞭である．咽頭・喉頭
不随意的筋収縮　　　のスパズム（不随意的筋収縮）により呼気がブロックされるため，声を
開鼻音　　　　　　　絞り出すようにして開鼻音で口を大きく開き発声する．開鼻音は軟口蓋
　　　　　　　　　　が口腔と鼻腔を遮断できないために生じる音で，正常では乳児期早期に
　　　　　　　　　　みられる．

しかめ面　下顎の偏位　　アテトーゼ児の発声に伴い，顔のしかめ面（grimacing）や下顎の偏位
　　　　　　　　　　が増してしまう．アテトーゼ児には構音障害はみられるが言語（language）には問題をもっていないことがある．これらの発声の異常は頭部・体幹の機能の改善に伴って改善を示す．

(5) 部分的な聴覚障害

難聴　　　　　　　　　高音域（子音）の難聴が存在することがあると報告されている．そのため，話しかけたときの状態に注意が必要である．

(6) 正中位指向の欠如

顔面はどちらか一方を向き，後頭側の上肢を使用する傾向があるが，うまく使えない．顔面側の上肢は伸筋の緊張が高く，使用することが困難である．また，目と手の協調に障害をもち，ある程度上肢を使用できるアテトーゼ児でも手の活動を監視できるほど注視することができない．

手指の把握力は弱く，簡単に離してしまう傾向がある．これは手関節の掌屈による tenodesis action による手指の伸展により把握が阻害されることや，手指の過剰な逃避反応の出現によるものと考えられる．そのため，アテトーゼ児の治療において，持続的な把握機能を高めることが優先されなければならない．

(7) 立ち直り反応と平衡反応の特徴

視性立ち直り反応
迷路性立ち直り反応
平衡反応

視性立ち直り反応や迷路性立ち直り反応はともに成熟が遅れる．平衡反応では小さな刺激に対して過剰で非対称的で非協調的な反応を示し，

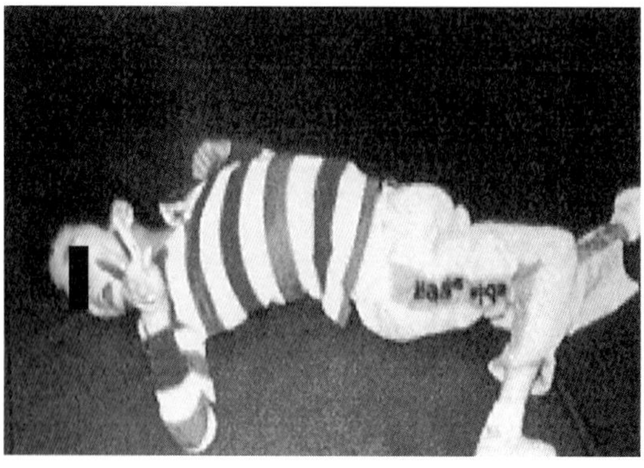

図 5-35　dystonic type のアテトーゼ型脳性麻痺

減捻性立ち直り反応　　バランスを保つことが非常に困難である．
捻れ
　　　　減捻性立ち直り反応を刺激すると，多くの場合，捻れを減少させることができず，逆に捻れを強めてしまうことがある．アテトーゼ型のdystonic typeでは多くが減捻性立ち直り反応が欠如するため，非対称的な姿勢で寝たきり状態から抜け出すことができない（図5-35）．一般的にアテトーゼ児は下半身の機能が比較的保たれており，平衡を保つために下肢での過剰な代償を示す．このことがかえって上半身の異常姿勢をさらに強める結果となる．

(8) 原始反射の残存

ガラント反射　　アテトーゼ型脳性麻痺ではガラント反射が残存することがある．この反射の残存は体幹の不安定さを現している．頭のコントロールが乏しく，腹臥位で脊柱を対称的に伸展できないアテトーゼ型脳性麻痺児に長期間にわたってみられることがある．ガラント反射が統合されるための条件として頭のコントロールの改善と腹臥位での対称的脊柱伸展，体幹の安定性と抗重力伸展が下部肋骨まで到達することが必要で，治療においても体幹の抗重力活動を高めることが重要となる．

非対称性緊張性頸反射　　また，多くのアテトーゼ児には非対称性緊張性頸反射が残存している．この反射の影響により両手活動が阻害され，頭部を正中位に保持することが困難となる．

(9) 好む姿勢

割り座　　多くのアテトーゼ児は割り座を好む（図5-36）．これはアテトーゼ児では上体の伸展スパズムに対応する代償として，下肢の屈曲スパズムを強めることに原因している．また，多くが腹臥位を嫌がる．これは腹臥位では脊柱と股関節を対称的に重力に抗して伸展できないことと，両腕を

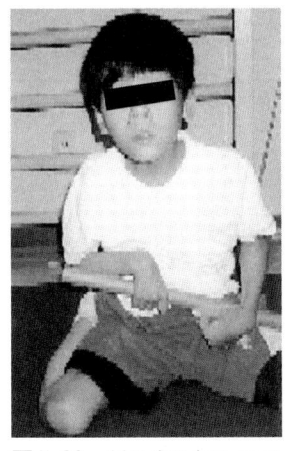

図5-36　割り座を好むアテトーゼ型脳性麻痺

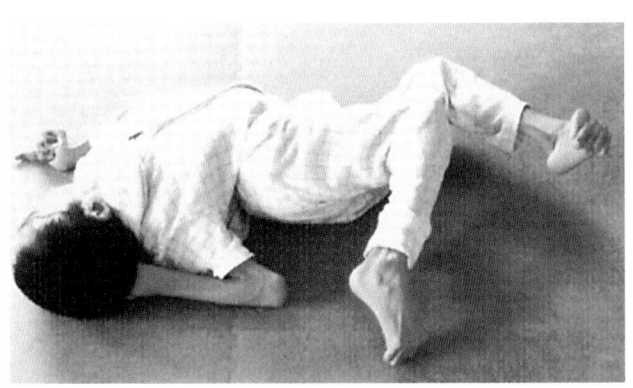

図5-37　全身の非対称的な変形と拘縮を伴ったdystonic typeのアテトーゼ型脳性麻痺

支持に使えないことが理由として考えらる．

⑽ 変形・拘縮

筋緊張が高いほど，変形・拘縮の危険性が高くなる．とくにdystonic typeでは体幹の捻れを伴った脊柱側彎が必発である（図5-37）．

これらの変形・拘縮は一次性のものと二次性のものに分けることができる．一次性のものに脊柱の捻転があげられる．二次性のものに上下肢の変形がそれに続いて悪化すると考えられる．

低緊張を伴い過剰な動きと同時収縮を欠如する純粋型アテトーゼ児や舞踏様アテトーゼ児に関節の過剰可動域を示すことがある．

また，頸椎の不随意的回旋運動を長期間続けている年長のアテトーゼ児では平均24～38歳に上位頸椎の配列異常をきたし，頸椎症となる危険性がある．これは不随意運動によるストレスにより靱帯弛緩，環軸椎脱臼，椎間腔の狭小，椎体の変形などが原因となる．

⑾ 感情・情緒

一般的に外向的であるが，感情をコントロールすることが困難である．はしゃいだり，癇癪を起こしたり情動は変動しやすいのが特徴である．身体的に姿勢緊張が変動しやすいことと，感情面での変動は関連している．また，アテトーゼ児は新しい状況に不安をもたずに立ち向かおうとする，そのことに対する予測をたてにくく，推理困難なところがある．また何事も健常児と同じようにやりたがる．

社会的には特異な姿勢，表情，言語，運動，よだれのために受け入れられにくいことがある．知的に高い場合，欲求も高くなる．しかし，目的とする運動ができず達成できないことが多く，欲求不満に陥りやすく，そのことがさらにスパズム（不随意運動）を亢進させてしまう危険性をもっている．

2) アテトーゼ型脳性麻痺の分類

⑴ 基本的姿勢緊張と刺激に対する変動による分類

グループ1：低緊張から急激に過緊張へと変動（dystonia, dyskinesia）

グループ2：過緊張からさらに過緊張へと変動（mixed group）

グループ3：低緊張から正常域への変動（pure athetosis）

⑵ 不随意運動と振戦との区別

不随意運動は動揺のリズム，振幅が不規則で動揺面がばらつき，規則性と固定性を失っている．一方，振戦は振幅がほぼ一定で動作終了部位に向かうにつれて減少したり，動揺面がほぼ一定していることが特徴である．

(3) スパズムの種類

スパズム　　　　　　　スパズムは固定できない関節，部位で出現しやすい特徴をもっている．

間欠的緊張性痙縮　　　① 間欠的緊張性痙縮（intermittent tonic spasms）：全身的なパターンで出現し，口が大きく開き，舌突出も起きることがある．著明な

間欠的スパズム　　　　非対称性のあるアテトーゼ児では一側への間欠的スパズムをもっており，体幹の捻れを強く起こしてしまう．この不随意運動は頭の位置で緊張する方向が予測できる．そして緊張性迷路反射（TLR），非

緊張性迷路反射

非対称性緊張性頸反射　対称性緊張性頸反射（asymmetrical tonic neck reflex：ATNR）の影響を受け，全体的伸展もしくは屈曲に陥る（図5-38）．このスパズムは二関節筋に出現しやすく，一関節筋はこの不随意運動に対抗することができない．

移動性痙縮　　　　　　② 移動性痙縮（mobile spasms）：四肢において交互性の反復する動作を示す．たとえば上下肢の屈曲と伸展の繰り返し，前腕の回内と回外の繰り返し，頭部の繰り返す回旋などがある（図5-39）．

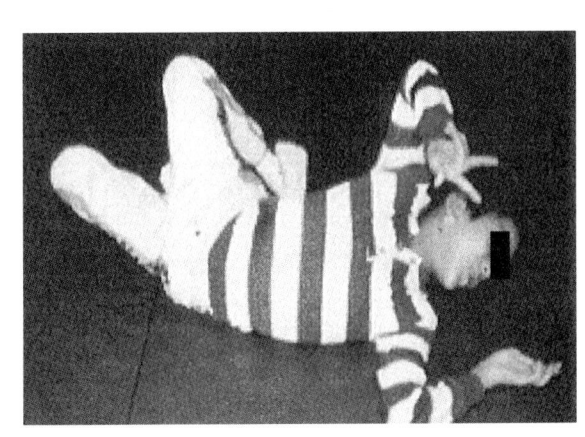

図5-38　間欠的緊張性痙縮により後弓反張肢位をとるアテトーゼ型脳性麻痺

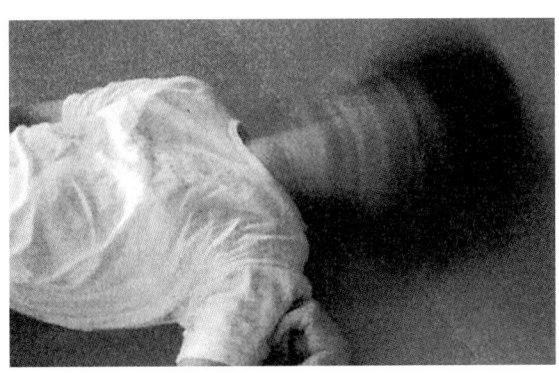

図5-39　頸部の移動性痙縮

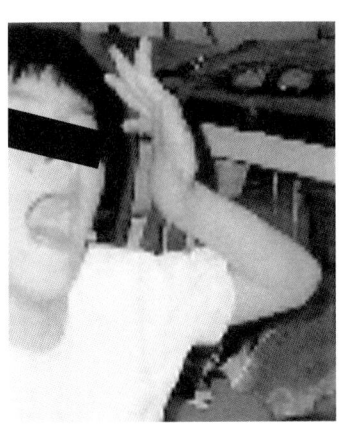

図5-40　一過性局所収縮が顔面，手指に認められる．

	③ 一過性局所収縮（fleeting localized contracion）：身体のすべての部位に出現する．強力で多くの筋群に分布する場合，グロテスクで誇張した姿勢・運動となる．また弱く限局している場合には末梢に出現して手指の奇異な肢位などが現れる．この不随意運動はパターンを予測しにくく，真似をすることが困難である（図 5-40）．
一過性局所収縮	

　これらの三種類の不随意運動は組み合わさって出現し，全身に分布する．また自発的な運動のなかに出現してくる．また，二次性徴の始まるころから思春期の終わりまでスパズムが異常に亢進することがある．

3）アテトーゼ型脳性麻痺の治療

	① 筋緊張を安定化することで，より良い姿勢・動作パターンに近づけることが大切である．筋緊張を安定化させるために低緊張が主体の場合には高めることが必要となる．また，過緊張が持続する場合には緊張を抑えることが必要であるが，むやみに押さえ込むことはかえって緊張を高めてしまい逆効果の場合がある．全身の過緊張をすべて抑え込む必要はなく，中枢部である体幹の過伸展だけを抑えることで末梢部である四肢の過緊張が次第に落ちていく．
同時収縮	
立ち直り反応	② 非対称性に働きかけ，頭部・体幹のアライメントを整える必要がある．このため，減捻性の立ち直り反応である頭に働く身体の立ち直り反応，身体に働く身体の立ち直り反応，身体に働く頸の立ち直り反応を中心に刺激を早期から加えていく必要がある（図 5-41）．
抗重力姿勢	③ 抗重力姿勢の安定と保持を目標に対称的な抗重力姿勢で同時収縮を高める．低緊張が優位の場合には刺激を段階的に多く，また強く加える必要がある．また過緊張時には刺激を抑える必要がある．姿勢を安定化させる重要な刺激には体重負荷，圧迫刺激が用いられる．このような刺激を加えながら徐々に手を離していき，アテトーゼ児

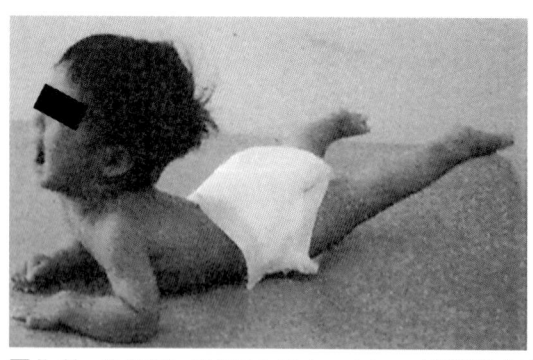

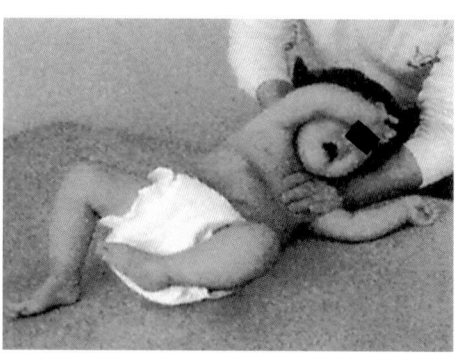

図 5-41 乳児期に過伸展を示すアテトーゼ型脳性麻痺に対して身体に働く頸の立ち直りを刺激し，屈曲活動を促している．

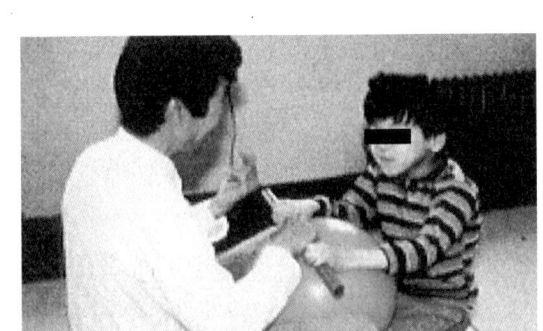

図5-42 対称的座位姿勢で両手の把握機能を促し，体幹の前後運動を促している．図5-38と同一症例．

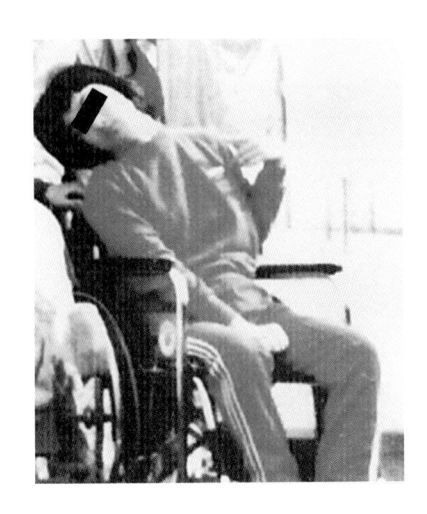

図5-43 治療開始時の18歳・アテトーゼ型脳性麻痺（左），治療開始後1年の同一症例（右）

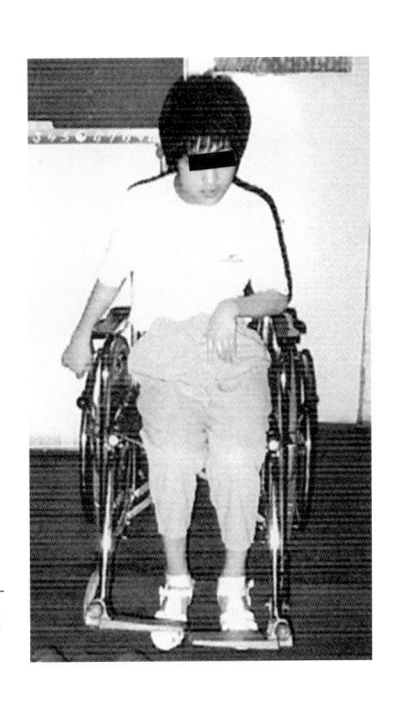

抗重力姿勢

が一人で姿勢保持する機会を治療中に実現することが求められる．抗重力姿勢の安定化が計られたならば，ただちに運動を促していく．上半身の運動のコントロールでは矢状面から前額面そして水平面へと段階的に進めていくことが大切である．運動の開始はゆっくりとした動きから始め，中間位から徐々に運動範囲を広げていく．また，対称的な姿勢で両手の把握機能を高めていくことが必要である（図5-42）．

④ 段階的な運動のコントロールを獲得していくために，セラピストのゆっくりとした規則的な口頭による指示が有効なことが多く，数をゆっくりと数えることも段階的運動をコントロールするうえで有効な場合がある．

⑤ 痙直型では同一の運動パターンを繰り返すことは固定化のため危険であるが，アテトーゼ型では繰り返し行うことが有効となる．同じ治療内容を3年繰り返し，把握機能や姿勢保持機能に改善を認めた症例もある．

⑥ 時代の流れは早期治療にあるだが，アテトーゼ型脳性麻痺児では年長になってからでも改善できる潜在的可能性をもっていることがある(図5-43)．そのため，早期から治療を継続し，中断しないことが望まれる．

5．弛緩型疾患

筋弛緩
筋ジストロフィー症

筋弛緩を主症状とする疾患は多くあり，運動発達が遅滞したり退行することもある(表5-1)．筋ジストロフィー症を中心とした進行性の筋疾患では，いかに退行を遅らせるかが課題となる．また，退行に伴う姿勢の変形の予防が重要となる．そのために装具療法，運動療法が研究されている．

知的発達障害児
floppy

知的発達障害児の多くはfloppyを初期症状として示す．また，1歳半〜3歳の時期を過ぎてもまだ弛緩状態が続く場合，脳性麻痺以外の疾患を疑う．筋弛緩を主体として痙性や不随意運動を示さない疾患に対する運動療法は比較的容易である．自発的な運動の誘発を中心として行うが，多くが知的障害を随伴しているため，運動の意欲を引き出すことが求められる．

1) 脳性麻痺の初期症状としての弛緩

脳性麻痺

NICUでの治療にセラピストがかかわりはじめ，出生予定日前から運動療法を行うことも多くなっている．中枢神経系の障害をもち，将来脳性麻痺の症状を示してくると予測される場合でも，初期にはタイプ別分類は困難である．脳性麻痺の新生児期症状として障害部位の自発運動は低下し，筋緊張も低下していることが多い．しかし，時折示す突発的な異常な自発運動や動きにバリエーションがないことなどが観察される．

感覚の閾値は高く，つねっても反応しないことがある．泣き声は非常に弱く，顔の表情は少ない．居心地の悪そうな姿勢でも不快と感じておらず，自分で正す能力がない．

表5-1 floppy infant

弛緩状態を示す疾患	floppy infant syndrome[9,10]
生理的（発達的）	未熟児
栄養障害	1．栄養失調，2．くる病，3．壊血病
内分泌疾患	1．甲状腺機能低下症，2．副甲状腺機能亢進症，3．副腎機能低下症
代謝異常	1．電解質異常：高あるいは低カリウム血症，高カルシウム血症，低リン血症 2．有機酸尿症：β-メチルクロトン尿症 3．高乳酸，ピルビン酸血症 4．腎尿細管性酸血症：Lowe症候群 5．アデニール酸デアミナーゼ欠損症 6．その他：低血糖症，アミノ酸尿症
結合織疾患	1．先天性靱帯弛緩症 2．Ehlers-Danlos症候群 3．Marfan症候群 4．骨形成不全症
神経筋疾患	1．中枢神経 　1）大脳：精神遅滞，脳性麻痺，先天性ヒョレア，Pelizaeus-Merzbacher病 　2）小脳：無形成，低形成，Joubert症候群 　3）染色体異常：ダウン症候群，4p症候群，18q症候群 　4）リピドーシス：Tay-Sachs病 　5）先天性異常症候群：Prader-Willi症候群，Zellweger症候群，Cohen症候群 2．脊髄 　1）分娩外傷 　2）奇形：二分脊椎 　3）前角細胞：Werdnig-Hoffmann病，先天性ポリオ 3．脊髄神経根，末梢神経 　1）外傷 　2）ポリニューロパチー：Déjérine-Sottas病，先天性髄鞘低形成，異染性白質ジストロフィー 　3）Guillain-Barré症候群 4．神経系変性疾患 　1）神経軸索ジストロフィー 　2）乳児ニューロン変性症，橋小脳形成不全を伴う前角細胞変性症 5．神経筋接合部 　1）重症筋無力症 　2）抗生物質：カナマイシン，コリスチン，ネオマイシン 　3）乳児ボツリヌス症 6．筋 　1）先天性ミオパチー 　　(1) 筋線維の構造異常 　　(2) 細胞内のorganelleの構造異常 　　(3) 封入体 　　(4) 異常組織化学パターン 　2）脂質蓄積ミオパチー 　3）糖原病 　4）先天性筋ジストロフィー症 　5）筋緊張性ジストロフィー症 7．環境性 　先天盲，母性愛欠如 8．良性先天性筋緊張低下症候群

2）姿勢および反応

カエル肢位　　　　　　カエル肢位（flog position）とよばれる広く外転，外旋した股関節の状態を示し，腹臥位では鼠径部が床につき，背臥位では大腿外側面が床につく．

体に働く頸の立ち直り反応　頭のコントロールに欠け，頭部の保護回旋に反応の遅れを示す．また，
引き起こし反応　　　　新生児期に出現する体に働く頸の立ち直り反応も著しく不活発である．また，引き起こし反応では頭を垂れ下げ起きようとしない．

　　　　　　　　　　　関節は過剰な伸びの度を示す（hypermobile joint）．とくに足関節（dorsiflexion angle），手関節（hand-forearm angle）の過剰な伸びの
スカーフ徴候　踵耳現象　度（extensibility）やスカーフ徴候，踵耳現象，膝窩角増加がみられる．
膝窩角増加　　　　　　関節の支持性の欠如のため，抱きかかえるとすべり落ちるようで重く感じる．

3）アテトーゼへの移行（移行期のサイン）

アテトーゼ型脳性麻痺　アテトーゼ型脳性麻痺そのものが激減しており，臨床的に移行期にあるアテトーゼ型脳性麻痺に遭遇することはまれになっている．乳児が自分をとりまく環境へ反応し始めるころ，触覚，固有感覚などいろいろな
間欠的緊張性スパズム　感覚刺激に反応し始めるとスパズム（不随意運動）が出現してくる．間欠的緊張性スパズムをもつ症例では徐々に全身性の伸展パターンを示し，スパズムが機能と結びついていくとそり返りを使った移動を学習してしまうことがある．弛緩状態を示す段階では，呼吸は浅く，発声は弱く，泣き声は弱々しい．また胸郭の側方運動で呼吸を行うためフレアー状となる．睡眠中はカエル様肢位で胸郭もフラットである．

4）弛緩児の治療

　持続した刺激は筋緊張を増すが，異常反応が出現したとき速やかに抑制できるようにしておく．また，ゆっくりと扱う．潜時が長いので，反応する時間を与える．どのような治療手技でも子どもの体重を利用した肢位を考える．

　弛緩児は放置しておくと自発運動が少なく，全身運動が極端に少なくなる．また，寝具や衣類が抵抗となって児の運動を阻害する．そのため，早期から全身の運動性を引き出すように刺激を与えていく．基本的には早期の頭のコントロール獲得に主眼をおく．

●文　献

1) カレル・ボバース著, 寺沢幸一, 梶浦一郎監訳：脳性麻痺の運動障害. 医歯薬出版, 1987.
2) Houlbrooke K, et al：Effects of movement and weightbearing on the glycosaminoglycan content of sheep articular cartilage. *Austral Physiother*, **36**：88-91, 1990.
3) 高松鶴吉：脳性麻痺治療の原理. 理・作・療法, **12**(8)：535-540, 1978.
4) Hagberg B, et al：Familial atasic diplegia with deficient cellular immunity. *Acta Pediat Scand,* **59**：545-550, 1970.
5) 廣島和夫, 米延策雄：整形外科X線計測. 金原出版, 1990.
6) ベルタ・ボバース, カレル・ボバース著, 梶浦一郎監訳：脳性麻痺の類型別運動発達. 医歯薬出版, 1988.
7) 河村光俊：アテトーゼ・失調型の治療の実際. 理・作・療法, **19**(7)：448-452, 1985.
8) Dubowitz V：The floppy infant. Clinics in Developmental Medicine, No. 31, William Heinemann Medical Books, 1969.
9) Baird HW & Gordon EC著, 福山幸夫監訳：乳児・小児の神経学的診察法. 中央洋書出版部, 1985.

第6章

運動療法

1. 頭のコントロールのための運動療法

未熟児の頭は前後径が長く，横径が狭いためどちらか一方を向いており，頭の回旋がうまくできない（**図6-1**）．

水頭症　　　また，水頭症の子どもでは体の大きさに比較して頭部が大きいため，頭を動かすことが困難となる．脳性麻痺児も同様に中枢神経系障害のため，頭部をコントロールすることが困難である．頭のコントロールの獲

運動発達　　得はこれからの運動発達の出発点でもあり，非常に重要な役割をもっている．そのため，頭のコントロールを促すように運動療法を計画しなければならない．ここでは基本的な頭のコントロールの刺激の方法を示す．

1）背臥位での頭の回旋

頭の回旋　　① 頭の回旋を刺激する方法として，視覚，聴覚，触覚を刺激し，できるだけ自発的な運動を引き出す．視覚刺激では明るい赤や黄色などの原色の玩具を乳児の目の位置から20〜30cmの位置でまず見せ

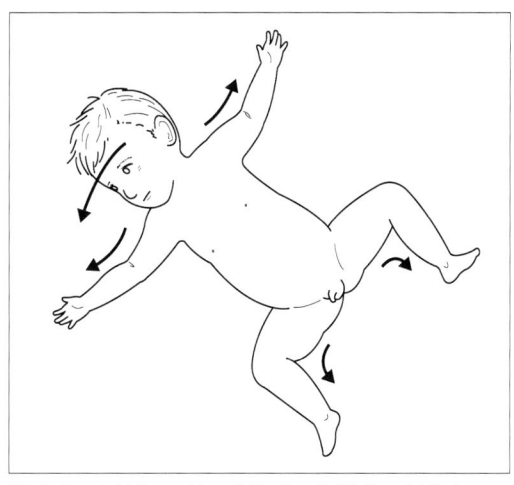

図6-1 未熟児の頭の形態が回旋運動を阻害することがある．

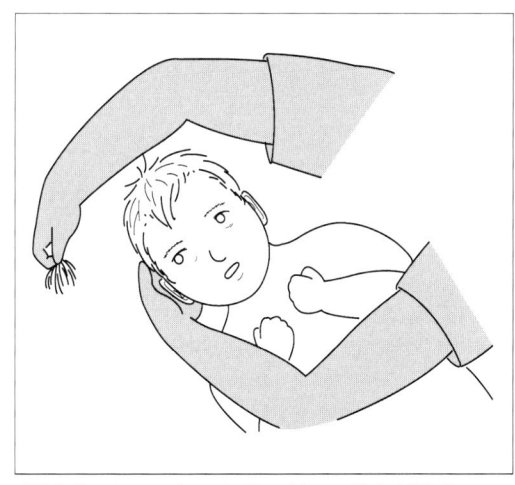

図6-2 明るい色の玩具で頭の回旋を刺激する．

るようにする．乳児が玩具を見ていると確信できた段階でゆっくりと左右に玩具を動かし，乳児が目を動かしてくるかどうか確認しながら頭の回旋を刺激する（図6-2）．

聴覚刺激　　聴覚刺激はとくに視覚障害のある乳児では早期から重要な刺激となる．聴覚刺激は耳の高さを中心に直径15cmの円内で行う．音刺激が乳児の驚愕反応を引き起こすようであれば，音の種類を優しいものに変えていく．

触覚刺激　探索反応　　触覚刺激で代表的なものは探索反応で，この反応は乳児が空腹のときに出現しやすく，満腹時では出にくくなる．この探索反応を誘発刺激として使用できるのは未熟児，乳児に限定される．多くの脳性麻痺ではこの反応が出にくく，哺乳力の弱さを乳児期にもっている．また，探索反射は原始反射の1つであり，生後3ヵ月以降は急速に弱まっていく．

頭の回旋
② 体幹を側屈させることで頭の回旋を刺激する．この方法は自発的な頭の回旋をなかなか見せてくれない乳児や脳性麻痺児に適している．まず，セラピストは乳児の骨盤を持ち頭が回旋している側に骨盤を挙上し，ゆっくりと体幹を側屈させていく．このときのポイントは体幹を回転させないで，側屈だけの要素を加えることである（図6-3）．

③ 背臥位で後頭側の肩を床の方向に押し下げる．同時に後頭側の上肢を外転位にし，腕を引き出して刺激する（図6-4）．この方法では注意しないと自発的な頭の回旋ではなく，刺激の反動で頭を他動的に回してしまうだけになるため，最初はゆっくりと刺激を加え，子どもの反応をみながら段階的に刺激を強めていくことが大切である．

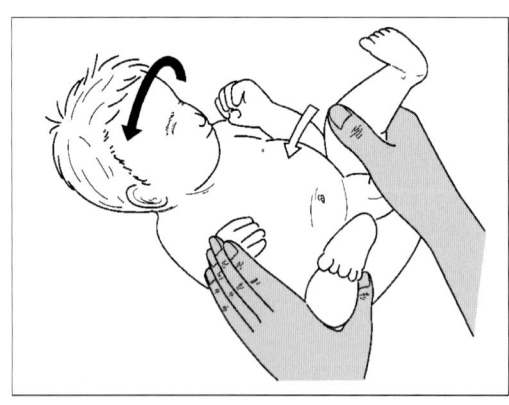

図6-3　体幹を側屈刺激し頭の回旋を促す．

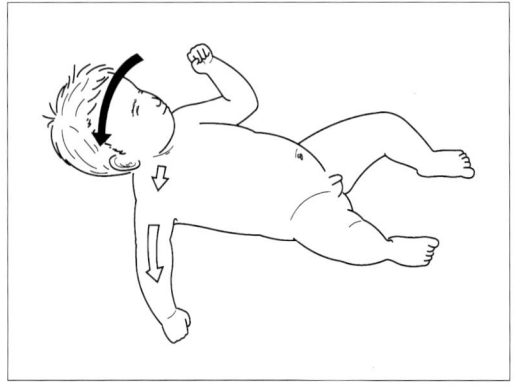

図6-4　回旋誘発刺激

2） 腹臥位での頭の回旋

頭の回旋

① 子どもを腹臥位に置き，顔面側の上肢を屈曲し体側に沿わせ，手が乳児の口の周辺に位置するようにする．後頭側の上肢は伸展させ，体側に沿わせる．次に後頭側の肩を床から持ち上げ，顔面側の上肢の前腕に体重が移るように操作する．このとき，子どもの鼻が床に押しつけられるような位置になるが，そのまま子どもが反応するのを待つ（図6-5）．これは体に加えられた非対称的な圧分布が頭を正しく立ち直らせる「頭に働く体の立ち直り反応」を刺激している．

② 腹臥位に子どもを置き，顔面側上肢を挙上し，後頭側上肢を伸展し体側に沿わせる．挙上した上肢を上方に同時に引き出し，体側を十分エロンゲーション（伸張）する．また，後頭側の肩を床から離すように下方に引く（白抜きの矢印）．子どもは刺激に応じて頭を回旋し，最初後頭側であった下肢の両生類的反応を引き出す（図6-6）．

両生類的反応

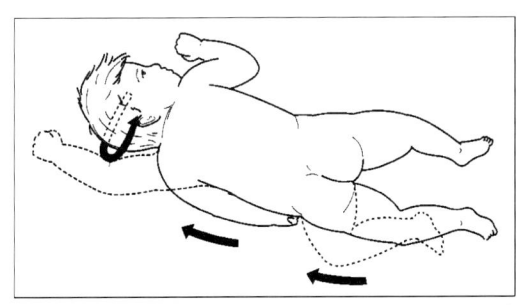

図6-5 頭に働く体の立ち直りを利用して頭の回旋を促す．

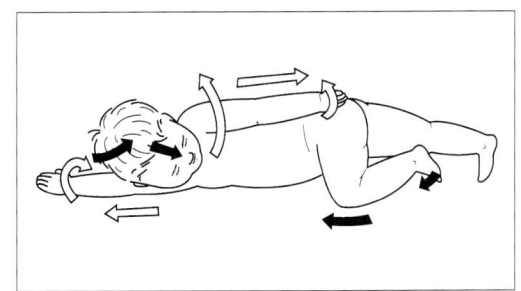

図6-6 頭の回旋と両生類的反応

3） 腹臥位での頭の挙上

頭の挙上

① まず子どもを腹臥位に置き，肘付き腹臥位をとらせる．続いて，両肩を広げるように下から上に向かって肩を押す．そして，ほぼ同時に肩から肘に向かって肩の固定性を高める目的で肘の方向に押しつける．この一連の動作を素早く繰り返し，頭の挙上を促す．子どもが頭を持ち上げてきたら刺激の間隔を広げていく（図6-7）．

② 子どもを腹臥位に置き，まず両腕を子どもの顎をすくうようにセットする．次に，子どもの頭を上方に押し上げるように両腕を動かす（図6-8）．このとき，頭の挙上だけではなく，脊柱の抗重力伸展も同時に促す．

抗重力伸展

③ 子どもを腹臥位に置き，両上肢をまず挙上する．次に，上肢の中枢部を持ち，肩を外旋させながら，床から持ち上げ，脊柱の伸展を

図 6-7 頭の挙上を促す．

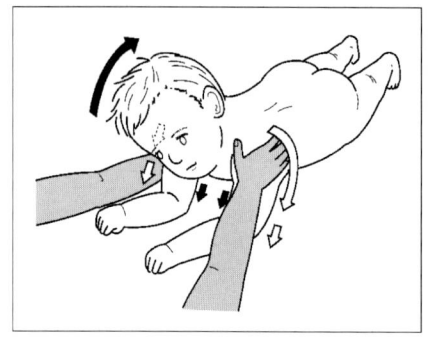

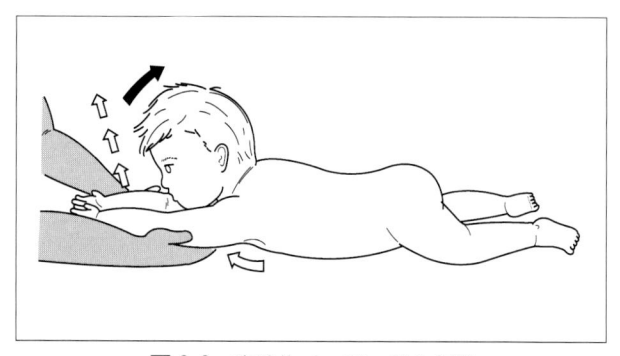

図 6-8 腹臥位での頭の挙上刺激

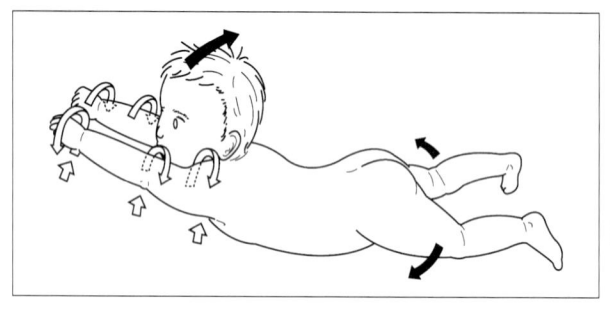

図 6-9 腹臥位での頭の挙上と下肢の外転

促す．同様のことを肘や手から操作して頭の挙上を促す．脊柱の抗重力伸展が適切に促されると両下肢の外転が生じる．(図 6-9)．

4) 背臥位からの頭の屈曲

頭の屈曲

① 子どもを背臥位に置き，両腕を体の前で肩を内転させる．次に，子どもを下肢の方向に両腕を内転・内旋させながら引き起こしていく．

逆に子どもを座位にセットした後，徐々に背臥位へ近づけていき，頭の屈曲を保たせる(図 6-10)．この頭のコントロールは脳性麻痺のアテトーゼ型や失調型の運動療法に用いることができる．

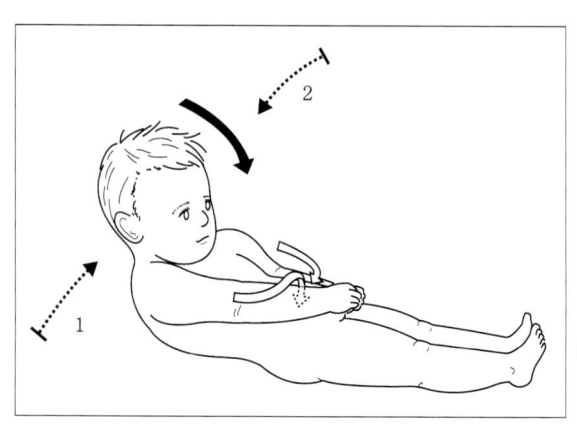

図 6-10 背臥位からと座位からの頭の屈曲保持

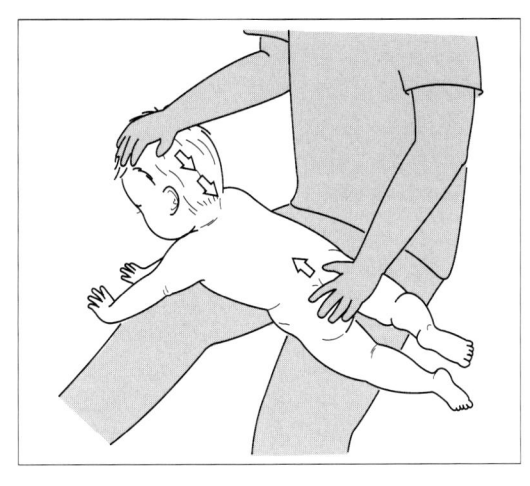

図 6-11 固定性を高めるための圧迫タッピング

5) 頭の固定性を高める準備としての圧迫手技

圧迫手技　① 子どもを腹臥位に置き，頭と骨盤を両腕で挟み込む．そして，両手で同時に体を圧縮するように軽く繰り返す．この手技は子どもの全身が低緊張のときに使えることがある（図 6-11）．

2．上肢の挙上運動とリーチの準備

① 上肢の自発運動が少なかったり，運動がみられない場合，自発的な上肢の運動を誘発する必要がある．このような場合，台のせ反応を利用することができる．とくに固有感覚性の台のせ（proprioceptive placing reaction）を刺激することで上肢の運動を引き出すことができる．子どもの上肢を体側に沿わせ，手背を床に向ける．次に，手掌部から床方向に圧迫を加え，手背に固有感覚刺激を入れていく．このとき，子どもは刺激に応じて上肢を体側から上方に挙上しようとして肩を床から持ち上げ，挙上運動を開始する．この挙上運動にセラピストはついていき，挙上に伴い，手関節が背屈するまで待つ（図 6-12）．

台のせ反応
固有感覚性の台のせ

挙上運動

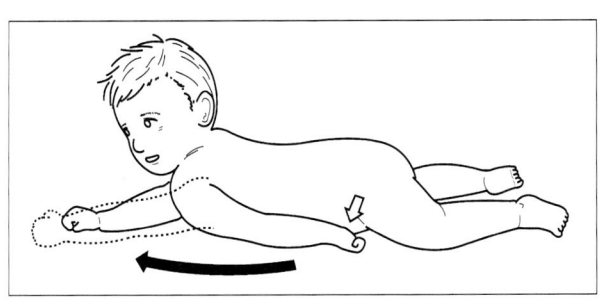

図 6-12 体側からの台のせ反応の応用

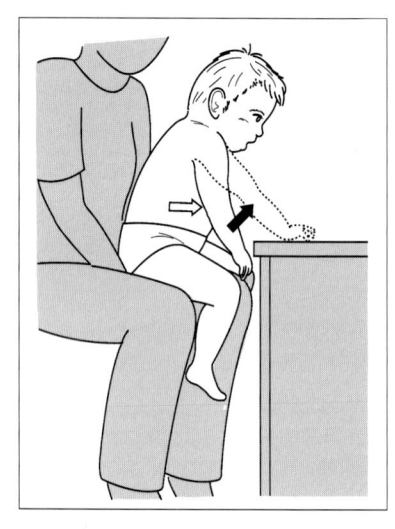

図 6-13 座位での台のせ反応の応用

別の方法として，子どもの片手もしくは両手を子どもの腹部の下にはさんでおいて，体の下から自分の力で手を出してくるのを待ってみるのも一つのアイデアである．

自発運動

② 脳性麻痺の痙直型片麻痺などでは患側上肢を触れられることを極端に嫌がる子どもがいる．このような症例に対して患側の自発運動を引き出すときに台のせ反応を応用すると，上肢の自発運動を引き出すことができる．子どもにテーブルの縁に向かい座位をとらせる．そして，手背をテーブルの縁に軽く押し当て，子どもが反応してくるのを待つ．子どもはテーブルの縁を乗り越えるように上肢を挙上し，テーブルの上に手を上げてくる．これにあわせて，テーブルの上に子どもの興味を引く玩具を置いておき，反応の最終段階でその玩具に手が触れるように設定しておくと，もっと子どもの反応を強化することができる（図 6-13）．

3. 上肢の支持性

上肢の支持性

① 上肢の支持性が未熟な子どもをただ腹臥位に置くだけでは，上肢の支持性は改善してこない．このような場合には，子どもが頭を挙上しやすくするために，胸の下にバスタオルなどを丸めたものを入れてやり，胸部を床から離すようにする．バスタオルの大きさはちょうど子どもの肘が床について puppy position がとれるように調節する．このような姿勢を 5 分から 20 分間保てるように両親に指導する（図 6-14）．

puppy position

子どもの手元に好きな玩具を置いたり，好きなテレビ番組をこの

3．上肢の支持性　135

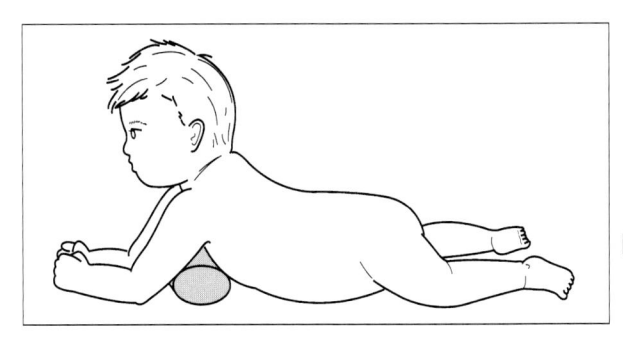

図 6-14　日常的な腹臥位姿勢の管理　その 1

　　　　　　　　　　姿勢で見せることも勧められる．

puppy position　　② puppy position はなんとかとれるが，on hands 肢位を持続できないような症例に対して胸から腹部にかけて wedge のようなものを

on hands 肢位　　置くことで，on hands 肢位を持続させることができる．ウエッジは大きめのまくらを代用したり，発泡スチロールを組み合わせたり，カットしたりして自作することができる．この姿勢保持時間は puppy position と同様に長くても 20 分以内とする（図 6-15）．子どもを 1 つの姿勢に長時間置かないように配慮する必要がある．これは，正常運動発達を思い出してもらえればよいが，生後 3 歳まではじっとしておらず，起きている間中，動き回っている．静かなときは寝ているときぐらいである．

　　　　　　　　　③ on elbows はとれるが on hands までの姿勢になれない子どもに
上肢伸展支持　　対して，上肢伸展支持を促す刺激を示している．子どもの両肩を保持し，斜め後方へ体を引き上げる．子どもはすぐに上肢伸展をしてこないかもしれない．そのときは，保持しているセラピストの手で体を上下させて，子どもの上肢伸展を促す．

　　　　　　　　　　子どもが上肢伸展反応を示したら，セラピストの介助を減らす．子どもの上肢支持反応が弱まったら，すぐに再度刺激を入れて繰り返して反応を強化する（図 6-16）．

　　　　　　　　　④ その 1 と同様に on elbows から on hands への姿勢変換を誘導す
姿勢緊張　　　　る手技を示している．この方法は子どもの姿勢緊張が低緊張のとき

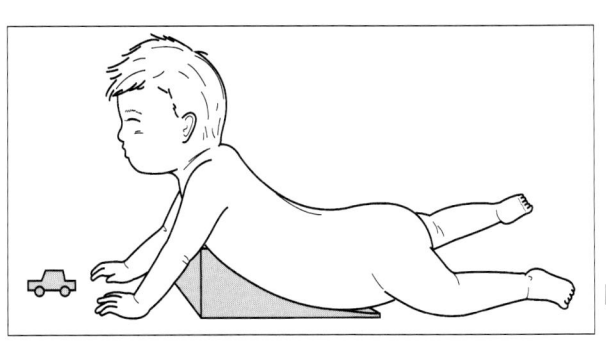

図 6-15　日常的な腹臥位姿勢の管理　その 2

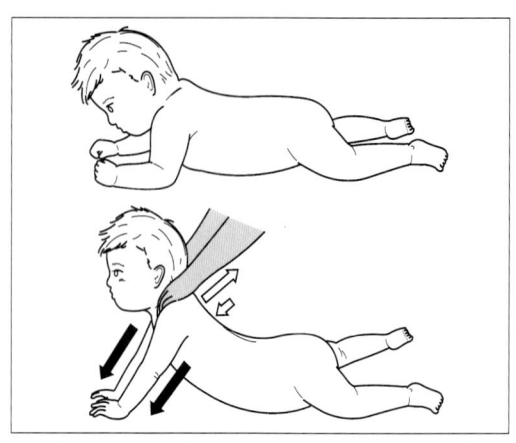

図 6-16 on elbows から on hands への誘導 その 1

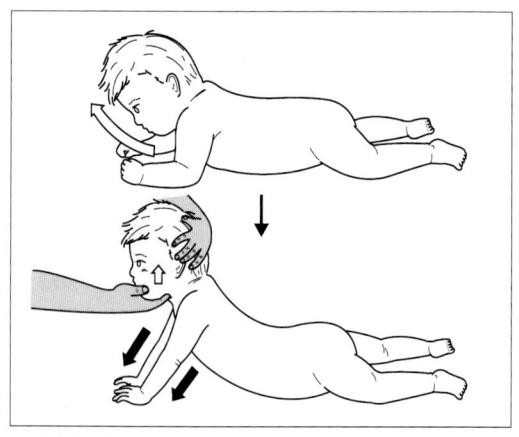

図 6-17 on elbows から on hands への誘導 その 2

や軽いアテトーゼがある場合に効果的である．痙直型などで上肢に痙性をもっている場合，この刺激を入れることで，上肢が逆に屈曲を強めてしまうことがある．その場合にはただちに中止する．

頭を正中位に保持し，まっすぐ上方へ引き上げる．頸椎の過伸展は必ず避ける．反応を強化するために，保持している頭を上下に動かし，伸展を促すことも行う（図 6-17）．

on hands

⑤ on hands が少しとれるようになってきても，持続しないことがよくある．このような場合に，on hands をより強化することが必要になってくる．

小さな子どもの場合にはセラピストの大腿部の上に腹臥位をとらせ，セラピストの大腿で高さを調節し，上肢伸展位をとらせ，肩から床に向かって上肢の長軸に対して圧迫をかける．そして，上肢の支持性が高まったと判断したときに，セラピストの両下肢を使って，子どもの体重を前方に移動し，上肢にかかる体重を増やしていく．子どもが崩れそうになると，再びもとの位置へ戻す（図 6-18）．

⑥ 子どもを腹臥位もしくは四つ這い位に置く．この場合も on hands が持続できない子どもに行う．セラピストは子どもの脇を保持し，子どもの体を床から少し持ち上げる．次に子どもを床に落とすようにセラピストの手の力を抜き，この刺激を繰り返すことで，上肢の伸展支持性を高める（図 6-19）．この刺激の繰り返しで，子どもの手指がより伸展してくれば，適切な刺激を入れていると判断できる．

puppy positon

⑦ puppy positon をとっている子どもの胸を上後方に押し上げる．この刺激によって子どもは on hands 肢位へ移行していく．

別の方法として，胸骨部を指で軽く圧迫する．この刺激は子ども

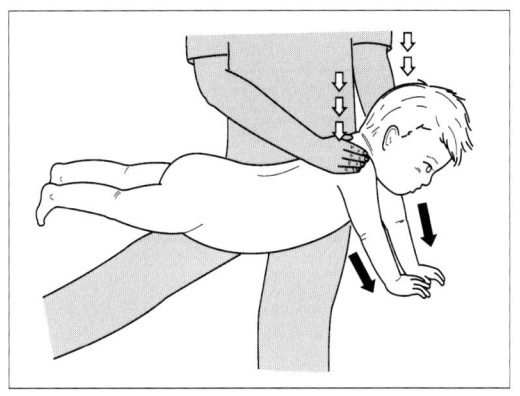

図6-18 on hands の強化 その1

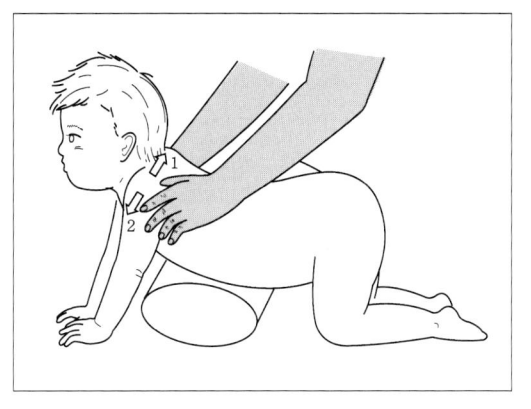

図6-19 on hands の強化 その2

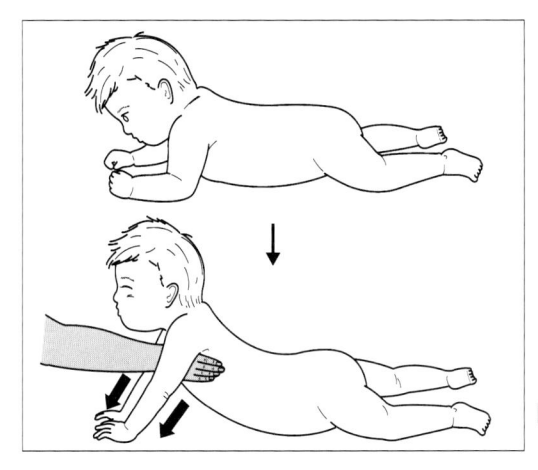

図6-20 puppy position から on hands へ

に軽い痛みを与え，その刺激から逃避するために，子どもはon handsへ移行するが，反応が現れにくいときだけに限る（図6-20）．

4．脊柱の側屈可動性の準備

側屈の可動性
体幹の柔軟性

　重症な脳障害をもつ乳児は早い段階から体幹の可動性の乏しさを示す．乳児の体幹は硬く，体幹の側屈，伸展，屈曲に強い抵抗を示すことがある．このような場合，他動的ではあるが乳児の体幹に側屈の可動性を体重移動と組み合わせて行うことで，体幹の柔軟性を得ることができる（図6-21）．

5．脊柱の伸展可動性の準備

　上肢の支持性には脊柱の重力に抗した伸展が不可欠である．しかし，

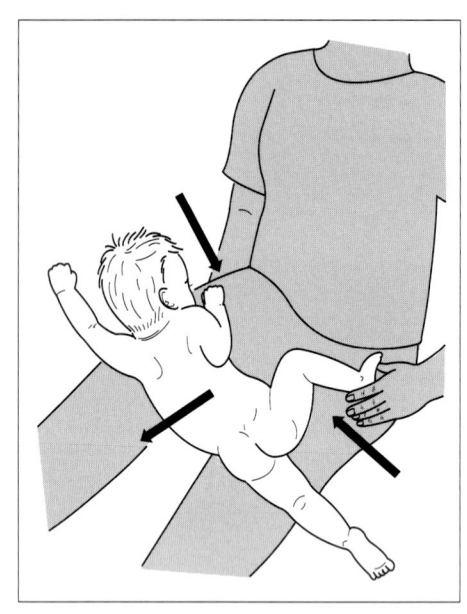

図 6-21 体幹の側屈可動性の準備

痙直型両麻痺，片麻痺，四肢麻痺の体幹部の痙性により十分な伸展活動が行えない症例が存在する．そのような症例に対して，事前に脊柱の伸展の可動性を引き出しておく必要がある．

伸展の可動性

① 子どもをバルーン上に背臥位でのせる．セラピストの両手を子どもの脊柱の両側に位置させる．次に，上部脊柱から順に骨盤に向かってバルーンを振動させ，脊柱全体にわたって伸展可動性を高める．十分に脊柱が伸展し，体幹に分布する屈筋痙性が減少してくると，子どもの上肢がリラックスして重力方向に挙上位をとるようになる（図 6-22）．

② 子どもが年少の場合にはセラピストの膝の上でバルーンと同様に脊柱の伸展を引き出すことができる．セラピストは両手で子どもの骨盤をしっかり保持し，両膝を脊柱の両側に位置させる．次に膝を軽く上下させ，脊柱に振動を与える．そして，少しずつ子どもを下降させていき，脊柱全体にわたって伸展性を引き出していく（図 6-23）．

③ 子どもを腹臥位に置き，顔面側の肩を床から持ち上げ，反対側から脊柱を軽く圧迫する．肩を床から持ち上げ，脊柱を固定すると，体幹の回旋と伸展が引き出される．

脊柱の固定点を徐々に骨盤に向かって移動させ，脊柱全体にわたる伸展と回旋の可動性を引き出す（図 6-24）．

子どもをセラピストの両大腿部にまたがらせる．次に，両脇で上半身を抱え込み，一方の手は骨盤に当てる．そして子どもの体幹を

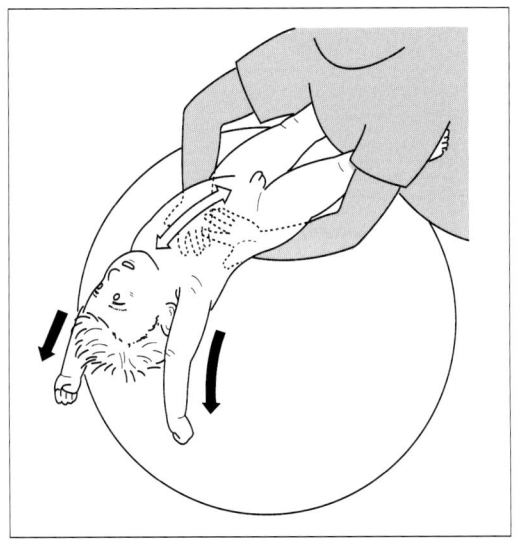

図 6-22 バルーン上で脊柱の可動性を引き出す．

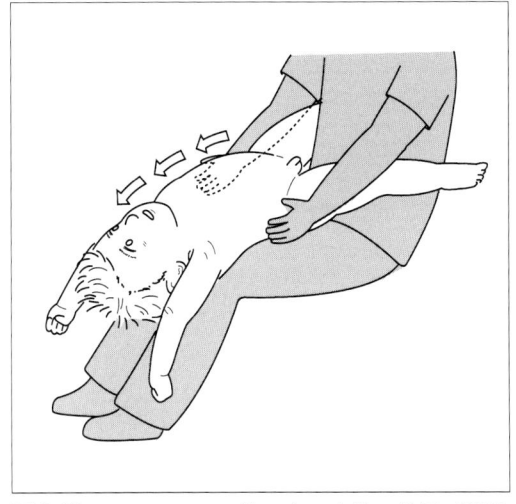

図 6-23 セラピストの膝の上で脊柱の伸展可動性を引き出す．

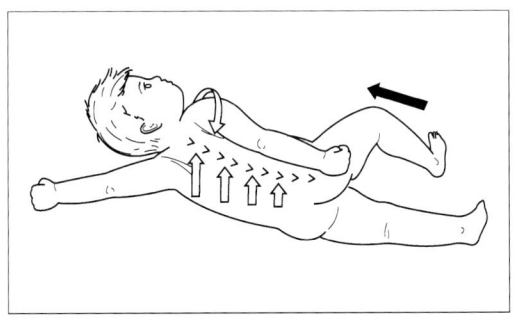

図 6-24 腹臥位で脊柱の伸展と回旋を引き出す．

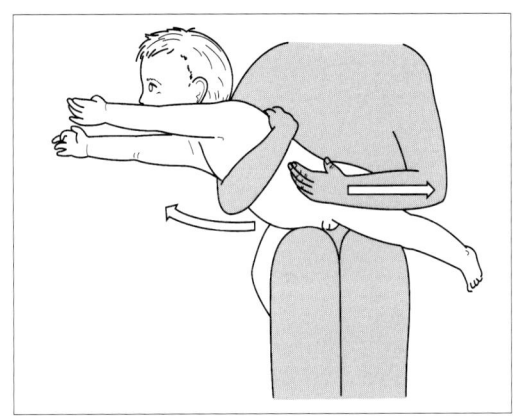

図 6-25 脊柱の伸展と回旋の可動性を引き出す．

股関節外転制限

伸展し回旋させる．このとき，骨盤に当てた手で股関節を十分に伸展させる（図 6-25）．この手技で股関節外転制限の緩和をはかることが同時にできる．

6．パラシュート反応の誘発

保護伸展反応

パラシュート反応

これまでに上肢の自発運動の誘発，上肢の支持性を高めるためのいくつかの手技を示した．上肢にある程度支持性がつき，そして，保護伸展反応に不可欠な脊柱の抗重力伸展もある程度準備できたら上肢の保護伸展反応であるパラシュート反応を誘発していく．

1) パラシュート反応誘発のための準備

膝立ち位
① 子どもを膝立ち位に置き，子どもの両手をセラピストの手で受ける．次にゆっくりと前方にセラピストの手を引き下ろしていく．ある時点で子どもの体重がセラピストの手に重くかかり始めるポイントがある．そのポイントで少しの範囲で素早く引き下ろし，そしてただちに押し返す．これを繰り返していくと子どもは上肢をしっかりと伸展・支持してくるようになる（図6-26）．

端座位
② 端座位から行う．子どもの姿勢の位置が高くなり，両上肢の伸展反応がよりでやすくなる．高い位置を恐がる子どもでは逆に上肢を屈曲しようとすることがあるので，無理にこの方法で行う必要はない（図6-27）．

2) パラシュート反応の誘発

パラシュート反応
① 子どもをバルーン上に腹臥位で乗せて，前方にいろいろなスピードで押し出す．うまく手を出して支えることができるようになってきたら，できるだけ遠くに接地するように誘発する．注意深く行い，頭部を叩打しそうな場合には素早く引き戻す．同様の方法で大きめのローラーを使ってパラシュート反応を誘発することもできる（図6-28）．

② 子どもを端座位にし，セラピストは子どもの両下肢を外転させて，子どもの前に位置する．次に子どもの両手を交差させて保持し，次

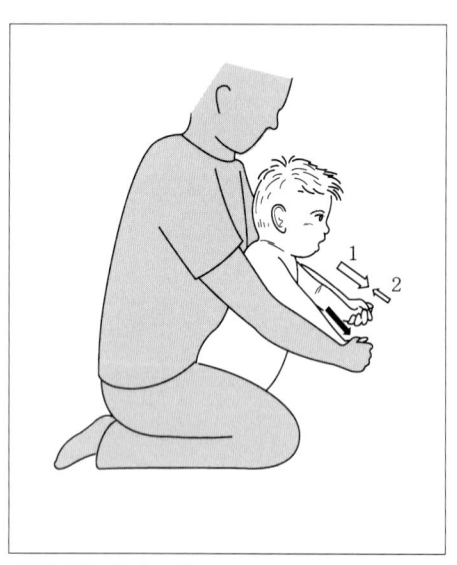

図6-26　膝立ち位からのパラシュート準備

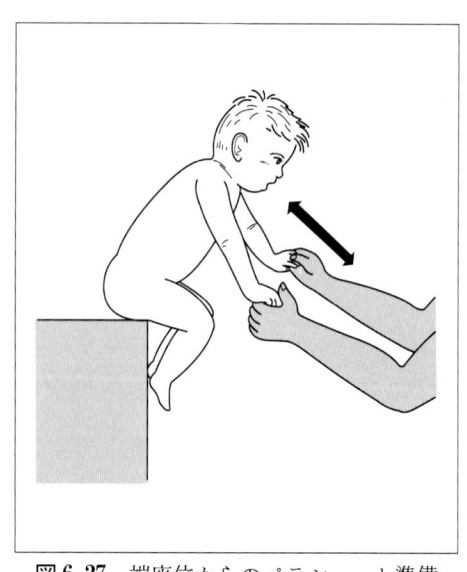

図6-27　端座位からのパラシュート準備

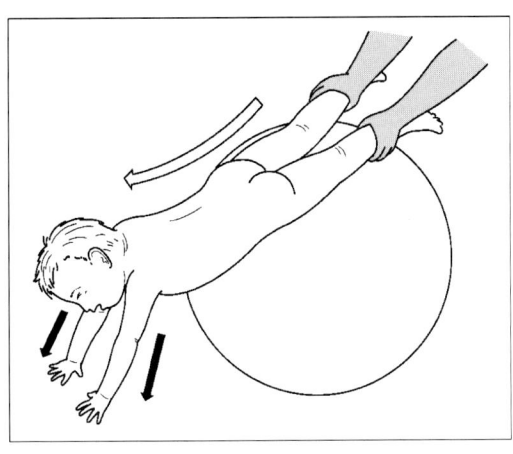

図 6-28 バルーンを使ってパラシュート反応を誘発

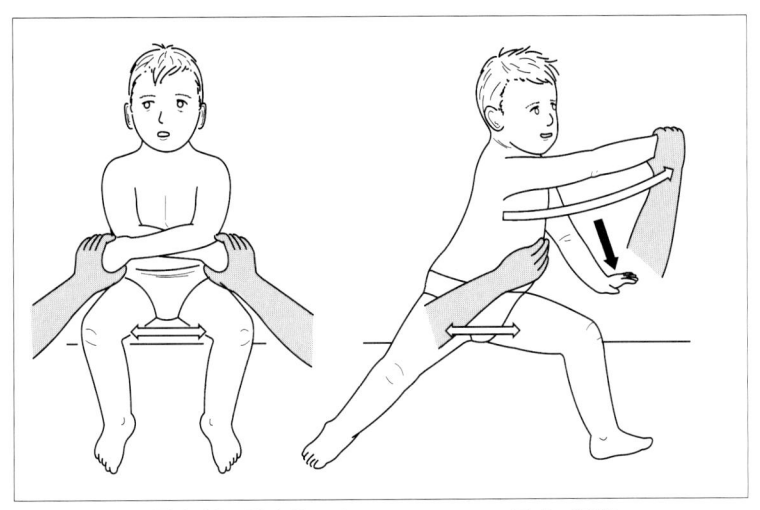

図 6-29 端座位からのパラシュート反応の誘発

にセラピストの左手を離し，右手で子どもを側方に素早く誘導する．セラピストの離した左手はすぐに子どもの腹部を支持するようにする（図 6-29）．

子どもの手の着く位置を側方から徐々に後ろへと変化させていく．後方になればなるほど，子どもに体軸内回旋が要求される．

横座り

③ 子どもを横座りに置く．パラシュート反応を誘発したい側に体重がかかる横座りにする．次に反対側の上肢を保持し，接地させたい方向と対角線上になるように保持する．準備ができたら，素早く子どもを床方向に押し出す．保持している上肢は安全性のため決して離さない（図 6-30）．

④ セラピストは子どもを膝立ちに置き，子どもの後方に位置する．次に，子どもの両肩を保持し，セラピストの膝で軽く前方に押し出

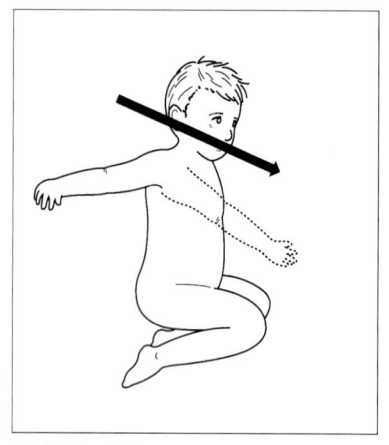

図 6-30 横座りからのパラシュート反応の誘発

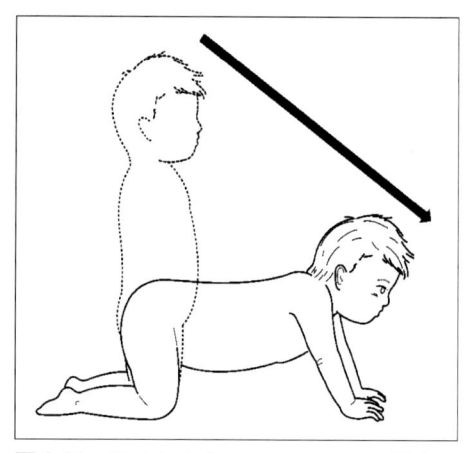

図 6-31 膝立ちからのパラシュート反応の誘発

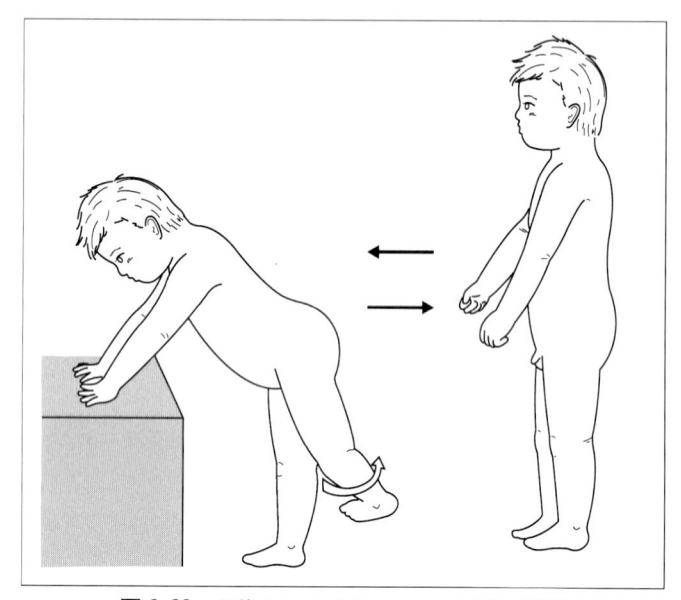

図 6-32 立位からのパラシュート反応の誘発

す．両肩に当てた手は子どもの顔面を叩打しないために保護の役目をする（**図 6-31**）．

⑤ 子どもを低いテーブルか台の前に立たせる．セラピストは子どもの後方に位置し，次に，子どもの片足を保持し，セラピスト側に引く．そうすると子どもはバランスを崩し前方に転倒する．そこで素早くセラピストの空いている手を腹部に当て，頭部の叩打を予防する．高い台から徐々に低い台へと進めていく（**図 6-32**）．

7. 減捻性立ち直り反応を応用した運動の誘発[1,2)]

　　　　　　　　　　人間の体の分節は3つあり，その一部に捻れが加えられた場合には，その他の分節を使って元の正しい位置関係（アライメント）に戻そうとする減捻性の立ち直り反応が存在する．とくに乳児期ではこの減捻性の立ち直り反応は統合段階の途中にあるため，われわれ成人よりも容易に引き出すことが可能である．成人ではすでに減捻性の立ち直り反応は統合されているので，かなり強い刺激が加わらないと反応を引き出すことができない．

減捻性立ち直り反応

分節の運動

　　また，脳障害による発達障害児ではこの減捻性の立ち直り反応は潜在的にもっていても，自発的な首の運動が他の分節の運動を引き出すほど力強いものではない．そのため，他動的な分節の捻れをつくりだし，他の分節の反応が出現するまでに時間がかかる．このように反応の出現す

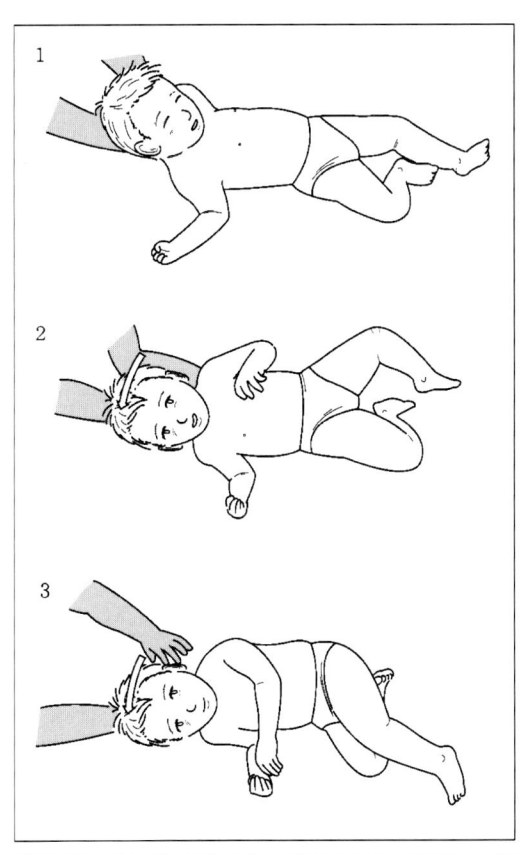

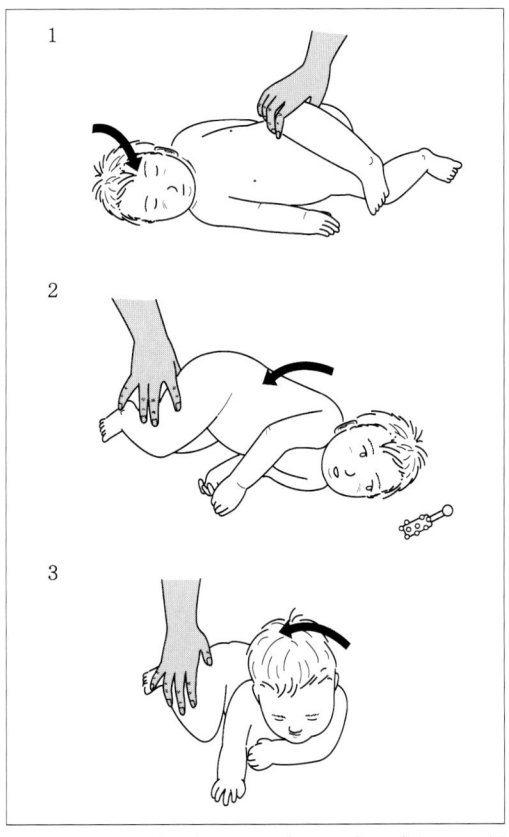

図6-33 体に働く頸の立ち直り反応を応用した運動の促通

図6-34 体に働く体の立ち直り反応を応用した運動の促通
　　3において，頭に働く体の立ち直り反応，迷路性立ち直り反応と視性立ち直り反応によって頭を起こしてくる．

時間加重
空間加重

るまでに時間がかかるような現象を潜時が長いと表現する．同一の刺激部位で時間をかけて刺激することを時間加重とよび，複数の刺激部位を同時に刺激することを空間加重とよぶことがある．

1) 体に働く頸の立ち直り反応

体に働く頸の立ち直り反応

後頭部と頤部を保持する．そして一方に頸部をゆっくり回旋していく．回旋していくとある点でゆるやかな抵抗を触診することができる．そのポイントからさらに回旋を続けると，これ以上回旋ができない所に到達する．その最終ポイントで頸部を保持して頭部以外の分節の反応が出現するまで待つ．

骨盤の回旋

減捻性の反応が出現し胸郭，骨盤の回旋が出現し始めたら，それに合わせて頸部の回旋を続けていく．その結果，児は腹臥位にまで姿勢を変換していく（図 6-33）．

2) 体に働く体の立ち直り反応

体に働く体の立ち直り反応
捻れ

① 胸郭部と骨盤部の捻れを骨盤部からつくり，胸郭部が捻れを打ち消すように骨盤部と同じ方向に回転を起こす．胸郭部の回転が頭部

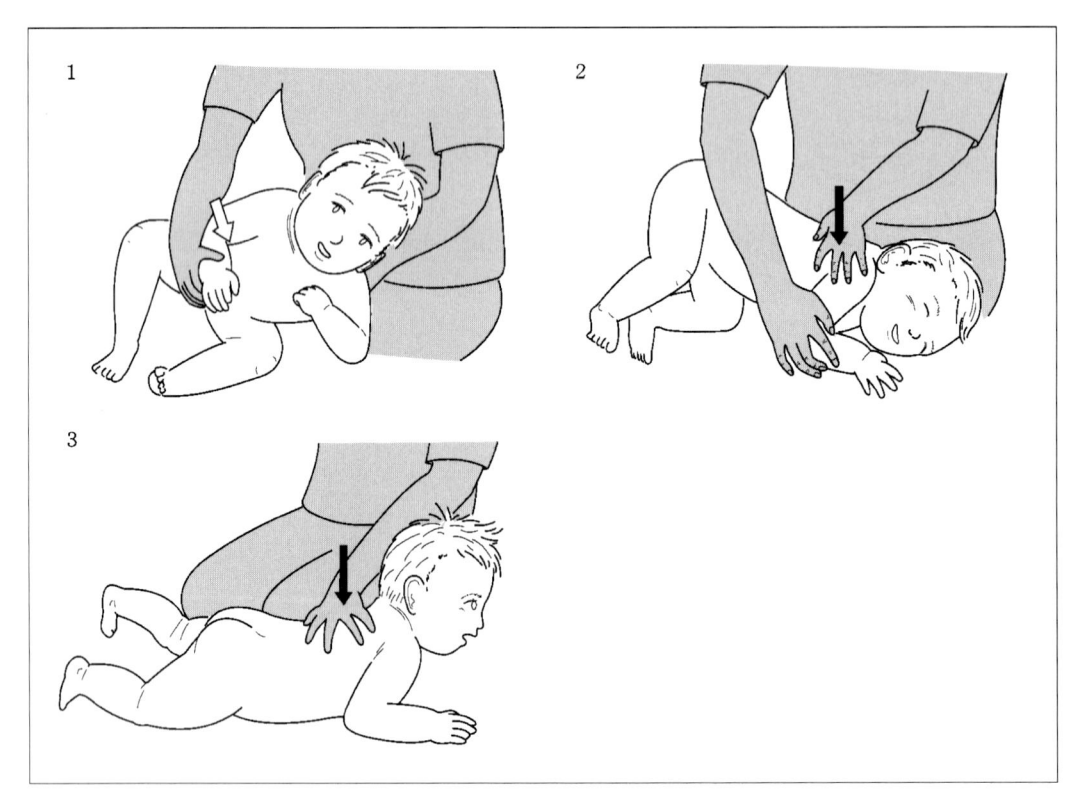

図 6-35 体に働く体の立ち直り反応を応用し，胸郭部からの刺激で骨盤部の運動を促通する．

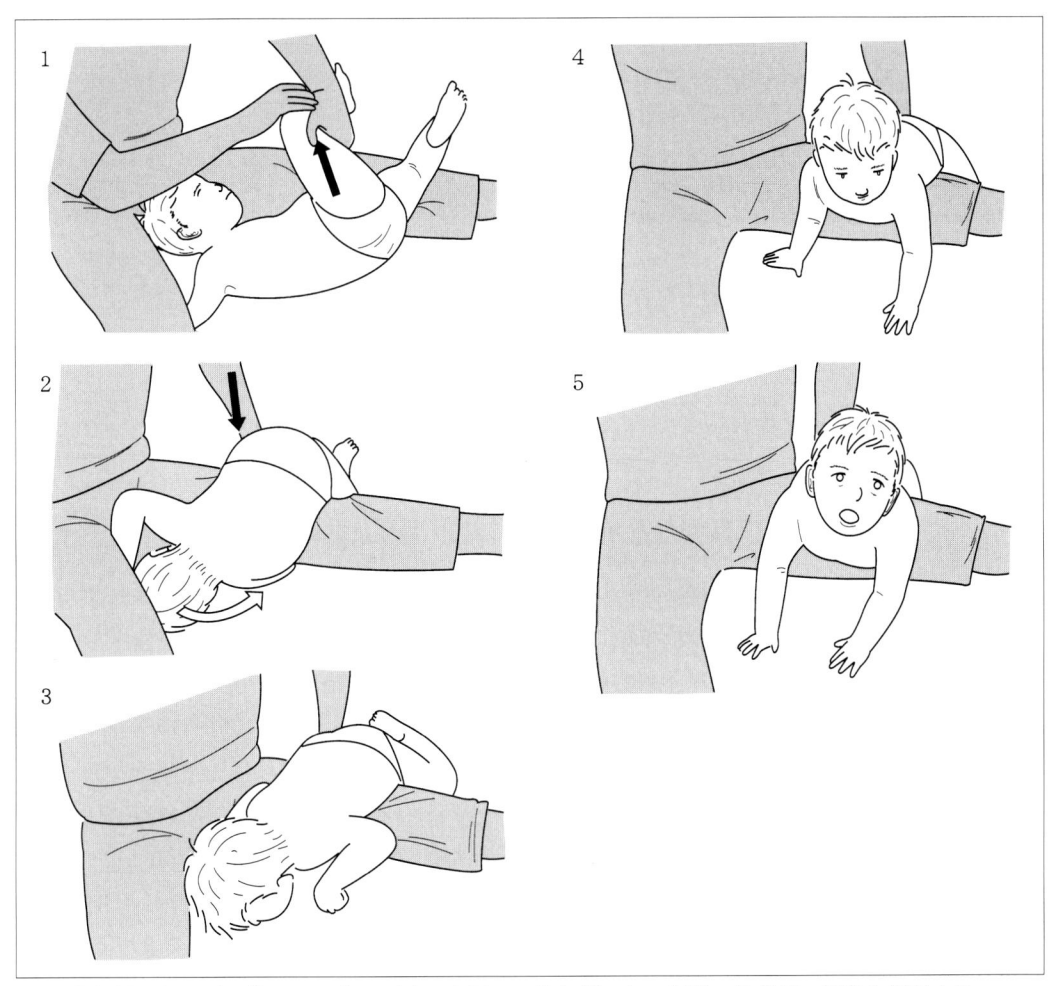

図 6-36　体に働く体の立ち直り反応を応用し，骨盤部からの刺激で胸郭部の運動を促通する．

の回旋を誘導し，迷路性立ち直り反応や視性立ち直り反応，頭に働く体の立ち直り反応が動員されて頭を床から持ち上げてくる（図6-34）．
② 胸郭部と骨盤部の間に捻れをつくるために，体を捻って伏せさせる．胸郭部と骨盤部との捻れを強めるために，顔面側の肩を床方向に軽く押す．児はこの捻れによる不快を解消しようとして骨盤を回旋して体幹部の捻れを打ち消してくる（図6-35）．
③ 胸郭部と骨盤部の間に捻れをつくるために，児の下肢を保持し骨盤を後傾させ，斜め方向に体幹を屈曲，回旋する．この捻れを打ち消すように児は胸郭部の回旋と頭部の回旋をほぼ同時に起こしてくる（図6-36）．

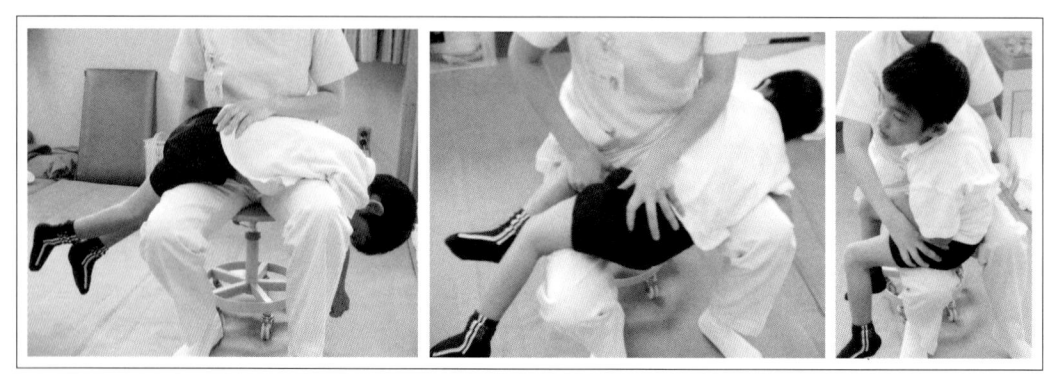

図6-37 抗重力方向への体に働く体の立ち直り反応

3）抗重力方向への体に働く体の立ち直り反応

　体に働く体の立ち直り反応単独で起き上がりが可能になるわけではなく，視性立ち直り反応，迷路性立ち直り反応，手指の把握機能などが協調してはじめて可能となる動作である．起き上がり動作中に出現する体幹の減捻性の回旋運動は発達とともに減少していくが，初期の段階では大きな回旋運動を伴う．この回旋運動の反応速度は運動発達と密接に関連しており，反応速度は運動発達の変化を強く反映している．具体的には腹臥位から座位への起き上がりを例として示す（図6-37）．

　この体幹の回旋を伴った起き上がり運動の促通は，バルーン，ローラーやセラピストの膝の上で行うことができる．起き上がるまでの時間が2〜3秒になってくると抗重力位が目に見えて安定してくる．

●文　献

1) 河村光俊：重複障害児．臨床理学療法マニュアル（黒川幸雄他編），南江堂，1996, p461-464.
2) 河村光俊：重症児に対する有効性；神経発達学的アプローチの立場より．理学療法学，15(2)：184-188, 1988.

付　録

新生児集中治療室(NICU)でよく使用される略語

AFD（appropriate for date infant）　相当体重児

AGA（appropriate for gestational age infant）　相当体重児

BPD（bronchopulmonary dysplasia）　気管支・肺異形成
　高濃度酸素，機械的人工換気により生じると考えられている遷延性の呼吸障害．

CMV（cytomegalovirus）　サイトメガロウイルス

CPAP（continuous positive airway pressure）　気道内持続陽圧
　呼気時にも肺胞に陽圧を残して肺の虚脱を防止する呼吸管理法．

DIC（disseminated intravascular coagulation）　汎発性血管内凝固，血管内凝固症候群
　血管内で凝固亢進が起こり，血小板，フィブリノーゲンなどが消費されて出血し，さらに沈着したフィブリンが溶解するために二次的線維素溶解が亢進し，出血が助長される．呼吸窮迫症候群，感染などの際に合併してみられることが多い．

dysmaturity　成熟がいまだ十分でない児

fetal hypoplasia　身長も体重も不足し釣り合いのとれたLFD

fetal malnutrition　皮下脂肪のとれた痩せた体重不足のLFD

FIO$_2$（fractional inspired oxygen concentration）　吸気中酸素濃度

GBS感染症　B群連鎖球菌感染症

HBV（hepatitis B virus）　B型肝炎ウイルス

HFD（heavy for dates infants）　不当重量児

HGA（heavy for gestational age infant）　不当重量児

HMD（hyaline membrane disease）　肺硝子膜症
　特発性呼吸窮迫症候群がある場合には，病理的に，肺に硝子膜形成が認められる．

IDM（infant of a diabetic mother）　糖尿病母体から出生した児

I：E（inspiratory-expiratory ratio；IE比）　吸気呼気比

IRDS（idiopathic respiratory distress syndrome）　特発性呼吸窮迫症候群
　肺が未熟なため肺サーファクタント（肺表面活性物質）が欠乏し，肺胞が虚脱に陥ることにより生じる未熟児特有の呼吸障害．

IUGR(intrauterine growth retardation) 胎内発育遅延
LFDと同じ意.

IVH(intraventricular hemorrhage) 脳室内出血

LBW(low birth weight infants) 低出生体重児

LFD(light for dates infants) 不当軽量児

LGA(light for gestational age infants) 不当軽量児

MAP(mean airway pressure) 平均気道内圧

MAS(massive aspiration syndrome) 大量吸引症候群
meconium aspiration syndrome（胎便吸引症候群）の略として用いられる.

MBD(minimal brain dysfunction syndrome) 微細脳障害
死亡したり，脳性麻痺，精神薄弱，てんかんを残すような大きな脳障害ではなく，周産期の軽度の脳障害により生じたと考えられる行動異常や学習障害を呈する.

NEC(necrotizing entercolitis) 壊死性腸炎
新生児とくに極小未熟児に生じ，嘔吐，腹部膨満，消化管出血などの症状を呈し，進行すれば腸穿孔を起こし，ショック状態に陥る疾患.

NICU(neonatal intensive care unit) 新生児集中治療室
重症新生児を収容し，集中強化医療を行う施設.

PDA(patent ductus arterious) 動脈管開存症

PEEP(positive end-expiratory pressure) 呼気終末陽圧呼吸法
呼気終末に陽圧を残し，肺胞の虚脱を防ぐ方法で，通常CPAPは自発呼吸時，PEEPは間欠的陽圧呼吸（機械的人工換気）時に陽圧を残す場合に用いられる.

PFC(persistent fetal circulation) 胎児循環遺存症
肺血管攣縮のため肺高血圧をきたし，動脈管，卵円孔を通じて左右のシャント（短絡）を生じ，チアノーゼを生じる病態.

placental dysfunction syndrome 痩せた児で皮膚乾燥亀裂，剥離黄染を示すLFD

prematurity 在胎週数に関係なく2,500g以下の児

pseudoprematurity 栄養失調の児で，在胎週数や児体重は一応満足すべき域に入っている.

RLF(retrolental fibroplasia) 水晶体後線維増殖症
未熟な目に生じる異常で，未熟児網膜症(retinopathy of prematurity：ROP)が重症になった場合，網膜が剥離し，水晶体の後ろに増殖した線維組織を認めることがあるため，この語を未熟児網膜症と同じ意味で用いることがある.

TP（treponema pallidum）　梅毒

TTN（transient tachypnea of newborn）　新生児一過性多呼吸（頻呼吸）

　新生児良性呼吸窮迫（benign unexplained respiratory distress of newborn infant）と同じと考えられる．出生後一過性（通常は6時間以内に回復が始まる）の頻数呼吸．

付　録

Neurodevelopmental Profile of the Fetus and Premature Neonate

1 week	子宮壁への着床
3 weeks	心臓の収縮の開始
3〜6 weeks	神経支配を伴わない筋活動
	自発的骨格筋の収縮は尾側よりも頭側で顕著
4 weeks	心拍動と血液のポンピング
	脊柱と脊柱管の形成
	消化器系の形成の始まり
	長さ　約1.9 cm
8〜9 weeks	内因的（自律的）な筋収縮の後の持続する震え
	毛髪による口唇周囲，鼻への刺激から全身的な逃避
	肢の各部位の出現（大腿，膝，ふくらはぎ，足）
	臍帯の形成
	尾突起の消失
	長さ　約3.5 cm
	重さ　約0.95 g
9〜12 weeks	未熟な把握反射
	下唇領域への刺激によって開口を誘発
	両唇への刺激によって開口するが，吸啜は出現しない
	粗大な屈曲と伸展
	爪と指の形成
	外耳の存在
	ほぼ完全な目の発達，眼瞼融合
	長さ　約7.6 cm
	重さ　約28.3 g
	脳の重さ　10 g
16 weeks	胎児の突発動作の増加——頭の回旋とそり返り
	呼吸運動——吸気運動に伴う開口と頭の伸展
	皮膚——明るいピンクと透明感
	長さ　約17.8 cm

	重さ　約 113 g
17 weeks	吸啜反射の最初の出現
20 weeks	運動パターンのレパートリーの完全な発達
	肢と頭の分離，独立した動き
	手指を伸展し，開いた手で回りの表面の探索
	開口；吸啜－嚥下の存在
	顔の表情――しかめる
	保護的，逃避的，光への反射；目は閉じているが光から逃避する
	長さ　約 25.4〜30 cm
	重さ　約 0.23 kg
22 weeks	CNS と末梢神経系の最初の髄鞘化
24 weeks	生存可能な程度への肺の成熟
	長さ　約 27〜35 cm
	重さ　約 0.68 kg
	脳の重量　150 g
28 weeks	覚醒状態の出現――刺激へ反応できる
	睡眠状態が優勢
	運動
	震え，無秩序な運動
	突発的で急な分節運動を伴うゆっくりとした，粗大な運動
	筋トーヌス
	分節的，軸的に中等度低緊張
	極端な他動性（下肢よりも上肢が大）
	過剰な運動性――より中枢が優勢
32 weeks	自発的な覚醒状態の出現――運動の活動性とは関連しない
	よりはっきりとした state の違い
	運動
	覚醒状態のとき突発的運動
	体幹の運動が優勢
	震えとクローヌス様運動の著明な減少
	手を口へ運ぶ運動
	筋トーヌス
	下肢の低緊張の減少
	体重負荷の強さが増加
	頭をまっすぐに保とうとする
36 weeks	力強い持続した泣き
	state の違いがはっきりしてくる

運動
　自発運動は制限されてくる
　agonisit/antagonist 筋群の同時収縮の増加
筋トーヌス
　下部体幹と下肢に比べて上肢と上部体幹の低緊張

40 weeks 静かな覚醒が持続する時期
state の分化が明らかになる
運動
　より規則的で定型的な自発運動
筋トーヌス
　上部体幹と上肢の低緊張の消失

索引

和文索引

■あ
アキレス腱延長術　2
アキレス腱短縮　105
足背屈　16
亜脱臼　97,106
頭に働く体の立ち直り反応　10,85
頭の回旋　129,130,131
頭の挙上　24,131
頭の屈曲　132
頭のコントロール　10,96
圧依存性　66
圧感覚受容器　10
圧迫手技　133
アテトーゼ　15
アテトーゼ型片麻痺　113
アテトーゼ型脳性麻痺　115,126
アプガー・スコア　61
あやす　84
アライメント　10,85

■い
異常運動　80
異常な要素　8
異常妊娠　2
異常分娩　2
一過性局所収縮　122
移動　51
移動性痙縮　121
衣服の着脱行為　6
医療社会事業　1

■う
ウサギ跳び　102
後ろずさり　27
腕立て位　27
運動　8
運動と緊張　76

運動パターン　20
運動発達　20,129

■え
エーラース・ダンロス症候群　16
エロンゲーション　51

■お
オッペンハイム症候群　16
音に対する反応　76

■か
外反股　106
開鼻音　54,118
カウンターバランス　14
カウンターローテーション　14
カエル肢位　126
下顎の偏位　118
踵歩き　113
踵耳現象　126
過期産児　60
核黄疸　63
下肢牽引　77
下肢の交互運動　102
下肢の分離動作　100
下肢リコイル　77
片膝立ち　110
片麻痺　108
家庭での姿勢，運動　6
過敏性　84
体に働く体の立ち直り反応　11,144
体に働く頸の立ち直り反応　9,86,126,144
ガラント反射　23,74,119
感覚-運動協調　108
間欠的緊張性痙縮　121
間欠的緊張性スパズム　126
間欠的スパズム　121

関節の過剰可動域　120
患側手　111
患側無視　114
陥没呼吸　8

■き
利き手　108
キッキング　97
キッキングの誘発　96
臼蓋形成不全　97,106,107
吸啜反射　55,68,71,81
驚愕　80
胸郭の非対称性　8
驚愕反応　69,80
胸郭変形　92
胸鎖乳突筋　117
協調性の改善　114
棘突起　92
虚血性心筋障害　61
挙上運動　133
巨大児　60
距離感　52
起立　110
筋緊張　15
筋緊張分布　91
筋弛緩　124
筋ジストロフィー症　124
緊張性把握反射　70
緊張性迷路反射　121
筋トーヌス　15
筋肉の硬さ　17
筋紡錘　91

■く
空間加重　144
クールダウン　115
口呼吸　117
屈曲型　103
屈曲パターン　98
屈曲優位姿勢　29,33,70,74
屈筋痙性　108

■け

経管栄養児　81
痙性　15,107
痙性分布　95
頸体角　106
痙直型片麻痺　18,107
痙直型四肢麻痺　18,91
痙直型両麻痺　2,18,92,100
頸椎症　120
血管増殖病変　67
牽引反射　47,70
検査中の自発運動　79
原始反射　67,74
健側手　111
健側の随意運動　112
減捻性立ち直り反応　10,92, 119,143
腱反射　81

■こ

喉音　55
交叉性伸展反射　73
抗重力運動　93
抗重力肢位　53,122,123
抗重力伸展　34,100,131
抗重力伸展活動　26,27,34
拘縮　91
後天性片麻痺　114
こうのとり姿勢　82
咬反射　55
興奮の頂点　84
股関節外転制限　139
股関節開排角度　16
股関節屈曲拘縮　105
股関節形成不全　97
股関節脱臼　105
股関節内旋　94
股関節内転・内旋変形　106
呼吸循環不全　65
呼吸パターン　117
国際障害者年　1
極小未熟児　59
骨盤の回旋　144
骨盤の傾斜運動　31

子どもの生活リズム　6
固有感覚　25
固有感覚刺激　114
固有感覚受容器　91
固有感覚性の台のせ　133

■さ

座位　28,110
最初の手の注視　72
座位の発達　32
3語文　57
三点支持　26,34
三点支持面　53

■し

歯音　55
視覚コミュニケーション　58
視覚-聴覚-視覚の協調性　55
視覚的方位反応　83
視覚とリーチ　52
しかめ面　118
弛緩　15
時間加重　144
子宮内発育不全児　60
刺激　7
支持的機構　72
四肢麻痺　65,94
姿勢　8,76,80
姿勢アライメント　92
姿勢緊張　135
姿勢緊張テスト　14
視性立ち直り反応　12,14,35, 118
姿勢や動作の非対称性　8
耳石　13
膝窩角　16,31,77,95
膝窩角増加　126
失調型両麻痺　95
失歩行　36
失立　36
自動運動　17
自動歩行　82
自発運動　93,134
ジャーゴン　56

斜位懸垂　10
斜頸　108
ジャックナイフ現象　15
手指の分割　49
手指の分離　26
手掌頸反射　74
循環障害　114
純粋型アテトーゼ　63
消化管穿孔　61
上肢牽引　77
上肢伸展位　27
上肢伸展支持　135
上肢の支持性　134
上肢のリーチ活動　27
上肢リコイル　76
小頭症　91
初期起立　36
初期歩行　36,82
触覚刺激　130
唇音　55
神経行動学的指標　75,82
神経発達学的治療体系　4
人工換気　65
新生児仮死　61
新生児呼吸窮迫症候群　62
新生児集中治療室　74,96
新生児神経行動学的評価　74
新生児頭蓋内出血　65
新生児遷延性肺高血圧症　61
新生児先天性筋無力症　16
新生児低血糖症　64
新生児慢性肺疾患　62
新生児溶血性疾患　63
振戦　80
身体像　30,105
身体の立ち直り反応　35
伸張性　15
伸展型　104
伸展の可動性　138
伸展パターン　98
腎不全　61

■す

水頭症　129

スカーフ徴候　16,126
頭蓋内圧　82
ステップ反応　39
図と地の弁別障害　105
スパズム　120,121
ずり這い　110

■せ
正期産児　60
成熟児　60
正常　15
正常運動発達　9
正常運動発達の要素　9
正常姿勢緊張　17
静止立位　104
精神運動発達障害児　73
精神発達遅滞　19
正中位指向　30
生理的吃音　57
生理的多動　32,35
脊柱伸展　100
脊柱側彎　120
舌音　55
全身の分離　101
尖足　112
尖足歩行（つま先歩き）　105
前捻角　105
前方突出　108
前腕での体重負荷　24

■そ
早（期）産児　60
総合評価　7
足関節底屈位　94
足趾把握反射　72
側彎反射　24,74
咀嚼運動　56
側屈の可動性　137

■た
体幹の柔軟性　137
退行現象　29,40,52
胎児仮死　61
体軸内回旋　12,31

体重移動　102
体重負荷　93
代償運動　18,112
代償的脊柱伸展　104
大腿筋膜張筋　106
台のせ反応　133
胎便吸引症候群　61
ダウン症　16
高這い　28
立ち直り反応　85,113,122
脱臼　97
段階的運動　116
端座位　140
探索反射　23,29,74,81
探索反応　130

■ち
恥骨上反射　73
知的運動発達　32
知的発達　20
知的発達障害児　124
聴覚・言語コミュニケーション　58
聴覚刺激　130
聴覚的方位反応　83
長座位　101
超未熟児　59

■つ
つかまり歩き　39
つかまり立ち　38,102
つま先歩き　105,113

■て
低酸素性虚血性脳症　61
低出生体重児　60
電解質異常　61
てんかん　91

■と
糖原病Ⅲ型　16
動作の模倣　8
同時収縮　116,122
糖新生能力　64

逃避反射　47
頭部コントロール（後頸筋）　78
頭部コントロール（前頸筋）　78
頭部の動揺　24
頭部ラグ　78
動脈管開存症　64
ドーマン法　4
特発性高ビリルビン血症　63
トレンデレンブルグ歩行　102
とんび座り　100

■な
内反股　106
泣き　85
慣れ現象　75
難聴　118

■に
2語文　57
二重システム　47
二点支持　28
認知障害　105

■ね
寝返り　27,98,109
捻れ　119,144

■の
脳室周囲白質軟化症　59,65,94
脳室内出血　65,94
脳性麻痺　1,3,69,91,124
脳性麻痺アカデミー　3
脳性麻痺治療体系　1

■は
把握反射　47,70,71,74,81
把握反射の分割　71
ハートビル法　2
ハイハイ　109
はさみ状肢位　18
発声　118
発達障害　2

発達障害児　7
発達のギャップ　19
発達のゆがみ　7
母親の観察　5
母親の主訴　6
母親の話しかけ　6
ハムストリングス　99
パラシュート反応　139,140
バリア・フリー　2
破裂音　55
反回旋立ち直り反応　92
ハンカチ試験　84
反張膝　112
汎発性血管内凝固　61

■ひ
光に対する反応　75
引き起こし反応　13,78,109,126
飛行機活動　26
鼻呼吸　117
膝立ち位　110,140
肘付き腹臥位　53
非対称性緊張性頸反射　9,30,71,72,119,121
非対称性頸反射　108
人見知り　56
一人歩き　40
皮膚の役割　51
ピボット活動　28
ピボット運動　98
評価　7
評価環境　5
表在感覚刺激　114
ビリルビン　63
敏活さ　83
ピンチ動作　50

■ふ
腹臥位　23
腹臥位懸垂　78
腹臥位での頭の挙上　79
腹臥位での腕の戻り　79
複合感覚　114
不随意運動　115,116,120

不随意的筋収縮　118
舞踏様アテトーゼ　63
ブリッジ活動　32
プレーシング・ホールディング　17
ふれの度　17
分節の運動　143
分離　32
分離運動　95

■へ
平衡反応　14,21,27,87,113,118
変形　91
変形・拘縮　120

■ほ
防御反射　51
防御反応　21,84
保護伸展反応　139
保護的頭部回旋　23
ポジショニング　87

■ま
まばたき反応　75

■み
未熟児　60
未熟児の運動療法　87
未熟児網膜症　67
未熟な要素　8
南カリフォルニア感覚統合テスト　4

■む
無呼吸発作　61

■め
迷路性立ち直り反応　10,12,13,35,118

■も
モロー反射　29,63,68,69,80,82

問題行動　114

■よ
陽性支持反応　111
横座り　141
よだれ　56
四つ這い　28,54,102,110
四点支持　54

■ら
落陽現象　63,82

■り
リーチ機能　53
リーチパターン　49
立位姿勢　103
両親への説明　5
両生類的反応　96,131
両側使用段階　108
リリース　51

■れ
連合運動　113
連合反応　17,112
連鎖反応　11,28

■ろ
ロッキング運動　54
肋骨下部突出　8
ロフストランド杖　104

■わ
鷲指　73
割り座　99,100,119

欧文索引

■A
AHI　107
appropriate-for-dates児　60
Ayers　3

■B
bag and mask　62

bilateral weight bearing　*38*
blow sound　*55*
Bobath　*3*
Bomselの分類　*62*
bow and arrow position　*72*
Brunnstrom　*3*

■C
Calve 線　*106*
catching phase　*71*
Center-edge angle　*106*
chest off　*25*
CT　*66*

■D
dysmature 児　*60*

■F
fail-safe 機構　*12*
Fay　*3*
fencing posture　*72*
flexor withdrow　*51*
floppy　*124*

■G
grope　*48*

■H
heavy-for-dates 児　*60*
high guard posture　*40*
holding phase　*71*

■I
incurbation of the trunk　*74*
interdisciplinary モデル　*3*

■J
John Little　*2*
jumping stage　*37*

■K
Kabat　*3*
kicking　*29*
kicking 運動　*23*
knocking movement　*13*

■L
light-for-dates 児　*60*
Little 病　*2*
low guard　*40*

■M
middle guard　*40*
mobile weight bearing　*38*
MRI　*66*

■N
negative formation　*54*
neuroectomy　*3*

■O
on elbows　*25,54,98*
on hands　*53,98,135,136*
orientation　*48*

■P
PCW　*104*
Petto　*3*
physiologic normal staddling　*57*
PNF　*3*
positive formation　*54*
prehension　*71*
pull-up sequence　*38*
puppy position　*25,134,135,136*
PVE　*66*

■R
ring sitting　*35,99*
Rood　*3*

■S
sequences to standing　*38*
Shenton 線　*106*

■T
toe-off　*73*

■V
Vojita　*3*

■W
Werdnig-Hoffmannn 病　*16*
window sign　*15*
wind-swept posture　*93*
W-sitting　*100*